HEINRICH HEINE
UNIVERSITÄT DÜSSELDORF

Polyelektrolytkomplexe aus schwer löslichen Arzneistoffen und basischen Polymeren zur gezielten Arzneistofffreisetzung

Inaugural-Dissertation

zur Erlangung des Doktorgrades

der Mathematisch-Naturwissenschaftlichen Fakultät

der Heinrich-Heine-Universität Düsseldorf

vorgelegt von

Christoph Kindermann

aus Halle (Westf.)

Düsseldorf, August 2011

Bibliografische Information der Deutschen Nationalbibliothek
Die Deutsche Nationalbibliothek verzeichnet diese Publikation in der Deutschen Nationalbibliografie; detaillierte bibliografische Daten sind im Internet über http://dnb.d-nb.de abrufbar.
1. Aufl. - Göttingen : Cuvillier, 2011
Zugl.: Düsseldorf, Univ., Diss., 2011

978-3-86955-983-4

aus dem Institut für pharmazeutische Technologie und Biopharmazie

der Heinrich-Heine-Universität Düsseldorf

Gedruckt mit der Genehmigung der

Mathematisch-Naturwissenschaftlichen Fakultät der

Heinrich-Heine-Universität Düsseldorf

Referent: Prof. Dr. Jörg Breitkreutz

Koreferent: Prof. Dr. Peter Kleinebudde

Tag der mündlichen Prüfung: 10.10.2011

Nonnenstieg 8, 37075 Göttingen
Telefon: 0551-54724-0
Telefax: 0551-54724-21
www.cuvillier.de

1. Auflage, 2011
Gedruckt auf säurefreiem Papier

978-3-86955-983-4

Inhalt

Abkürzungsverzeichnis

API	Wirkstoff
aPMMA	Basisches Butylmethacrylat-Copolymer
AV	Akzeptanzwert
BCS	Biopharmazeutisches Klassifizierungssystem
DSC	Dynamische Differenzleistungskalorimetrie
ff_c	Fließfähigkeit
FT-IR	Fourier-Transform-Infrarot-Spektroskopie
GFA	Förderelement
HCl	Salzsäure
HPLC	Hochleitungsflüssigkeitschromatographie
ICH	International Conference on Harmonization
KB	Knetelement
logP	Octanol-Wasser-Verteilungskoeffizient (logarithmiert)
MDT	Mittlere Auflösungszeit
MW	Mittelwert
n	Anzahl der Versuche
NaCl	Natriumchlorid
NAP	Naproxen
NIR	Nahinfrarotspektroskopie
pH	negativer dekadischer Logarithmus der Hydronium-Ionen-Konzentration
Ph. Eur.	Pharmacopeia Europaea (Europäisches Arzneibuch)
REM	Rasterelektronenmikroskopie
R^2	Bestimmtheitsmaß
rF	relative Luftfeuchtigkeit
s	Standardabweichung
SMCC	silifizierte mikrokristalline Cellulose
Tg	Glasübergangstemperatur
TM	Trockenmittel
U/min	Umdrehungen pro Minute
UV/Vis	Ultraviolette Strahlung / visuelles Licht
XRPD	Röntgen-Pulverdiffraktometrie

1. Einleitung

1.1. Verbesserung der Bioverfügbarkeit schwer löslicher Arzneistoffe

Seit dem Ende des letzten Jahrtausends werden in der Entwicklung neuer, pharmazeutisch relevanter Wirkstoffe verstärkt automatisierte Methoden zum Auffinden neuer Leitstrukturen eingesetzt (Hüser 2006). Durch kombinatorische Chemie und Hochdurchsatz-Analysen (*high-throughput screenings*) werden Tausende von Molekülen synthetisiert und in Hinblick auf ihre Aktivität gegenüber Zielstrukturen untersucht. Im Vergleich zu den letzten Jahrzehnten weisen neuere Targets vermehrt lipophile Bindungsareale auf. Die dafür entwickelten Wirkstoffe verfügen daher über lipophile Eigenschaften und oftmals über höhere Molekulargewichte. Die resultierende verminderte Löslichkeit des Wirkstoffes in Wasser führt im Allgemeinen zu einer reduzierten pharmakologischen Wirkung, da die Moleküle gelöst am Ort der Absorption vorliegen müssen (Lipinski et al. 1997; Lipinski 2000). Das Biopharmazeutische Klassifizierungssystem (BCS) (Tabelle 1) teilt Wirkstoffe anhand ihrer Löslichkeit und Permeabilität ein und ermöglicht so eine Abschätzung der Bioverfügbarkeit von Arzneistoffen (Amidon et al. 1995).

Tabelle 1: Übersicht über die 4 Klassen des Biopharmazeutischen Klassifzierungssystems

Klasse	Löslichkeit	Permeabilität
I	hoch	hoch
II	niedrig	hoch
III	hoch	niedrig
IV	niedrig	niedrig

Etwa 40% der mit den oben beschriebenen Verfahren entwickelten Wirkstoffe können den Klassen II und IV des BCS zugeordnet werden (Repka et al. 2008), d.h. sie sind durch eine schlechte Löslichkeit gekennzeichnet.

Neben der Löslichkeit und Permeabilität von Wirkstoffen, die in der Einteilung des BCS berücksichtigt sind, ist die Lösungsgeschwindigkeit für die Resorption von oral aufgenommenen Wirkstoffen und damit die Bioverfügbarkeit von großer Bedeutung. Die Lösungsgeschwindigkeit wird von der Arzneimittelzulassungbehörde der USA (FDA – *Food and Drug Administration*) in bestimmten Zulassungsverfahren als Untersuchungskriterium eingefordert. Für Substanzen der BCS-Klasse I kann z.B. unter bestimmten Voraussetzungen ein *Biowaiver* beantragt werden (Gupta et al. 2006). Die FDA fordert dabei für unmittelbar freisetzende Arzneiformen zusätzlich u.a. eine schnelle Freisetzung (85% in 30 Minuten) (FDA 2000).

Leuner und Dressman (2000) teilen die Methoden zur Verbesserung der Löslichkeit bzw. Lösungsgeschwindigkeit von Arzneistoffen in zwei Gruppen ein – in physikalische und in chemische Ansätze (vgl. Abbildung 1).

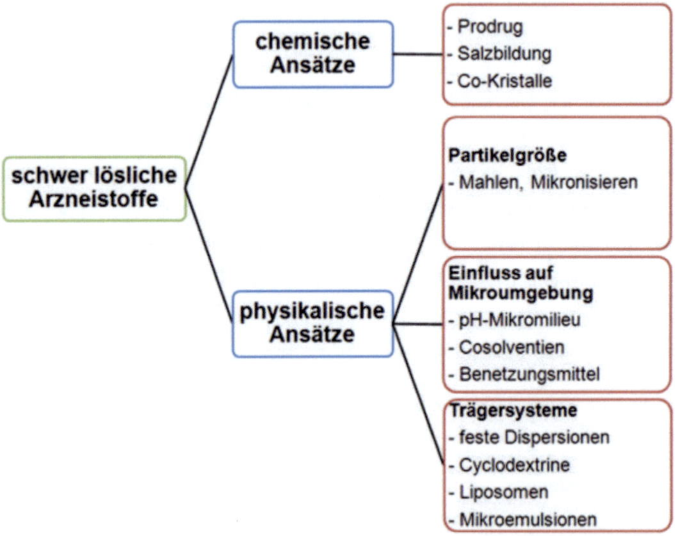

Abbildung 1: Möglichkeiten, die Löslichkeit/Lösungsgeschwindigkeit schwer löslicher Substanzen zu erhöhen, modifiziert nach Leuner und Dressman (2000), Albers (2008) und Tiwari et al. (2009)

Die in Abbildung 1 dargestellten Ansätze lassen sich zu großen Teilen nur schwer hinsichtlich ihres Einflusses auf Löslichkeit und Lösungsgeschwindigkeit differenzieren. Dennoch sollten die beiden Begriffe in ihrer Bedeutung deutlich voneinander abgegrenzt werden. Die Löslichkeit wird vereinfacht als eine Stoffkonstante bezeichnet, die die Sättigungskonzentration einer Substanz in einem Lösungsmittel bei festgelegter

Temperatur und festgelegtem Normaldruck charakterisiert (Voigt 2010). Der amorphe Zustand und metastabile Modifikationen sind durch eine erhöhte Löslichkeit gekennzeichnet, da sie geringere intermolekulare Bindungskräfte als die thermodynamisch stabilste Kristallmodifikation aufweisen. Übersteigt die Konzentration der Substanz in Lösung die Sättigungslöslichkeit der stabilsten Kristallmodifikation, spricht man von einer übersättigten Lösung. Dieser Zustand ist allerdings instabil, da bei Entstehung eines Kristallisationskeims die Konzentration in Lösung über die Zeit auf die Sättigungslöslichkeit der stabilsten Modifikation zurückfällt. Die Löslichkeit ist zusätzlich von der Partikelgröße abhängig, beschrieben in der Gleichung nach Ostwald (Gleichung 1). Je kleiner die Partikel sind, desto größer ist ihre Löslichkeit. Die Anwendbarkeit beschränkt sich allerdings auf kolloidale Systeme, die technologisch oftmals nur durch kostenintensive Verfahren zu erhalten sind.

$$\ln\frac{c_s}{c_{s0}} = \frac{2\gamma \cdot V}{r \cdot R \cdot T}$$

Gleichung 1: Ostwald-Gleichung: c_s/c_{s0} – Sättigungskonzentration der kleinen Partikel mit Radius r im Verhältnis zur Sättigungskonzentration von großen Partikeln; γ – Grenzflächenspannung; V – Molvolumen; R – allgemeine Gaskonstante; T – absolute Temperatur

Die Lösungsgeschwindigkeit lässt sich durch die Nernst-Brunner-Gleichung (Gleichung 2) mathematisch beschreiben, die die freigesetzte Menge an Feststoff pro Zeit in Abhängigkeit von der Konzentrationsdifferenz an der Partikeloberfläche zur umgebenden Lösung darstellt. Dabei geht eine Substanz umso schneller in Lösung, je größer relativ gesehen die Oberfläche der Partikel ist.

$$\frac{dc}{dt} = \frac{D \cdot A}{h \cdot V}(c_s - c_t)$$

Gleichung 2: Nernst-Brunner-Gleichung: dc/dt – Lösungsgeschwindigkeit; D – Diffusionskoeffizient der Substanz; A – Partikeloberfläche; c_s-c_t – Konzentrationsdifferenz der Feststoffoberfläche (Sättigungslöslichkeit) zur umgebenden Lösung; h – Dicke der Diffusionsschicht; V – Volumen der Lösung

Chemische Ansätze zur Erhöhung der Bioverfügbarkeit schwer löslicher Arzneistoffe stellen z.B. die Bildung von löslichen Prodrugs und Salzen dar (Abbildung 1). Beide Methoden führen idealerweise neben der Erhöhung der Löslichkeit zu einer Erhöhung der Lösungsgeschwindigkeit am Resorptionsort.

Wie bei den Erläuterungen der Begriffe Löslichkeit und Lösungsgeschwindigkeit erwähnt, kann die Partikelgröße einen Einfluss auf beide Faktoren besitzen. Das Mahlen bzw. Mikronisieren der Wirkstoffsubstanz führt entsprechend der Nernst-Brunner-Gleichung (Gleichung 2) zu einer erhöhten Lösungsgeschwindigkeit. Bei hinreichend kleinen Partikeln im kolloidalen Bereich kommt es gemäß der Ostwald-Gleichung (Gleichung 1) zusätzlich zu einer Löslichkeitserhöhung. Pulver mit Partikelgrößen im Mikrogramm-Bereich neigen allerdings zu verstärkter Agglomeration einhergehend mit einer reduzierten Oberfläche, so dass ein Optimum aus Löslichkeit und Lösungsgeschwindigkeit eventuell nicht zu erreichen ist.

Bei vielen, insbesondere neuartigen Ansätzen, die die Löslichkeit und/oder Lösungsgeschwindigkeit schwer löslicher Arzneistoffe verbessern, wird die Mikroumgebung des Arzneistoffs beeinflusst. Müllertz et al. (2010) beschreiben in einem Übersichtsartikel die Zugabe von Lipiden und oberflächenaktiven Substanzen, die den Arzneistoff in Lösung bringen sollen (Gershanik und Benita 2000; Pouton und Porter 2008; Chakraborty et al. 2009). Im Gastrointestinaltrakt bilden sich idealerweise feine Emulsionströpfchen, in denen der gelöste Arzneistoff für die Absorption zur Verfügung steht. Die Modulation des pH-Wertes im Mikromilieu eines pH-abhängig schwerlöslichen Wirkstoffes ist eine nützliche Methode, durch in-situ Salzbildungen dessen Löslichkeit und Lösungsgeschwindigkeit zu erhöhen (Badawy und Hussain 2007). Zahlreiche Patente aus dem letzten Jahrzehnt behandeln den Einfluss von pH-beeinflussenden Salzen auf die Löslichkeit von schwerlöslichen Wirkstoffsäuren oder -basen (Petereit et al. 2000; Brown 2004; Brickl et al. 2005; Pearnchob et al. 2008).

Eine weitere physikalische Methode, die zu einer Erhöhung der Bioverfügbarkeit schwer löslicher Arzneistoffe führt, ist der Einsatz geeigneter Trägersysteme. Dabei werden u.a. Cyclodextrine (Szejtli 1998; Challa et al. 2005) und Liposomen eingesetzt. Einer der vielversprechendsten Ansätze zur Erhöhung der Bioverfügbarkeit ist die Verarbeitung schlecht wasserlöslicher Wirkstoffe mit Polymeren zu festen Dispersionen.

1.2. Feste Dispersionen

Chiou und Riegelman (1971) definierten feste Dispersionen als eine Verteilung von einem oder mehreren Wirkstoffen in einem inerten Trägermaterial oder einer Matrix im festen Zustand. Die Herstellung erfolgt durch Schmelzen, durch Abdampfen der in organischen Lösungsmitteln gelösten Substanzen oder durch eine Kombination von beiden Verfahren (vgl. Abschnitt 1.2). Chiou und Riegelman teilten feste Dispersionen in sechs Kategorien ein (Tabelle 2). Die Abgrenzung basierte auf der Anzahl der Phasen sowie der molekularen Ordnung der beteiligten Substanzen. Das ursprüngliche Schema wurde durch zahlreiche Forschungsarbeiten im Laufe der Jahrzehnte erweitert und angepasst, u.a. von Leuner und Dressman (2000) und Thommes et al. (2011).

Tabelle 2: Einteilung der festen Dispersionen

<table>
<tr><th rowspan="2"></th><th rowspan="2">glasartige feste Lösung</th><th rowspan="2">Komplexe</th><th rowspan="2">feste Lösung</th><th rowspan="2">kristalline Suspension</th><th rowspan="2">glasartige Suspension</th><th colspan="2">amorphe Präzipitate</th><th rowspan="2">Eutektikum</th></tr>
<tr><th>kristalliner Träger</th><th>amorpher Träger</th></tr>
<tr><td>Phasen</td><td>1</td><td>1</td><td>1</td><td>2</td><td>2</td><td>2</td><td>2</td><td>2</td></tr>
<tr><td>Wirkstoff</td><td>molekular verteilt</td><td rowspan="2">amorph oder kristallin</td><td>molekular verteilt</td><td>kristallin</td><td>kristallin</td><td>amorph</td><td>amorph</td><td>kristallin</td></tr>
<tr><td>Träger</td><td>amorph</td><td>kristallin</td><td>kristallin</td><td>amorph</td><td>kristallin</td><td>amorph</td><td>kristallin</td></tr>
</table>

Von besonderer Bedeutung sind einphasige amorphe Systeme zur Erhöhung der Bioverfügbarkeit schwer löslicher Arzneistoffe, in denen der Wirkstoff molekular verteilt im amorphen Trägermaterial vorliegt. Diese als glasartige feste Lösungen bezeichneten Systeme beschrieben Forster et al. (2001c) mit Bezug auf Hancock und Zografi (1997) als Idealtyp einer festen Dispersion zur Löslichkeitsverbesserung. In diesem Fall hat ein amorpher Wirkstoff eine niedrigere thermodynamische Barriere bei der Freisetzung bei einer maximal reduzierten Partikelgröße. In glasartigen festen Lösungen liegt der Wirkstoff molekular verteilt vor. Dabei können Interaktionen mit dem Trägermaterial stattfinden, die aber nicht zu einer festen Anordnung der Moleküle führen. In diesem Punkt unterscheiden sich Komplexe von glasartigen festen Lösungen. Der Wirkstoff in einem einphasigen amorphen Komplex ist in seiner Verteilung im Trägermaterial an Kontaktpunkte des Polymers gebunden.

Ein gravierender Nachteil von einphasigen amorphen Systemen ist ihre thermodynamische Instabilität während der Lagerungszeit, wenn die Löslichkeit des Wirkstoffes im Träger durch die Formulierung überschritten wird. Der Wirkstoff ist lediglich durch die oftmals hohe Viskosität des Trägermaterials kinetisch stabilisiert. Bei längerer Lagerungszeit und erhöhten Temperaturen neigt der Wirkstoff daher zum Übergang in den thermodynamisch stabileren, kristallinen Zustand. Niedrigere Temperaturen führen zu einem Anstieg der Viskosität, erhöhen aber ebenfalls die Wahrscheinlichkeit der Nukleation. Um Rekristallisationsprozesse zu vermeiden, schlugen Hancock und Zografi (1997) vor, glasartige feste Lösungen 50°C unterhalb der

Glasübergangstemperatur des Systems zu lagern. Grundsätzlich ist von Wirkstoff-Polymer- (Qian et al. 2010) und Wirkstoff-Wirkstoff-Komplexen (Allesø et al. 2009) bekannt, dass ihre Lagerstabilität – entgegen üblicher Vorhersagemethoden – auf Grund von intermolekularen Wechselwirkungen erhöht sein kann.

Die Instabilität von amorphen Systemen kann sich nicht nur während der Lagerungszeit, sondern auch während der Freisetzung als nachteilig erweisen. Wie bereits beschrieben, zeigt die amorphe Form eines Wirkstoffes häufig eine erhöhte Löslichkeit. Geht ein molekulardisperser Wirkstoff mit der Lösungsgeschwindigkeit seines Trägermaterials in Lösung, können vielfach übersättigte Systeme entstehen (Kleinebudde 2011). Das umgebende wässrige Medium kann dabei durch seine weichmachende Wirkung zur raschen Rekristallisation des Wirkstoffs führen. Tritt die Bildung einer stabilen kristallinen Wirkstoffmodifikation bei einer oralen Arzneiform vor oder am Resorptionsort auf, wird die Bioverfügbarkeit herabgesetzt sein. Albers (2008) beschreibt verschiedene Mechanismen, die zu einer Unterdrückung des Übergangs in den thermodynamisch stabileren, kristallinen Zustand führen, u.a. den Einsatz von Substanzen, die mit dem amorphen Wirkstoff interagieren (*stabilizer*) und von Trockenmitteln (*moisture scavanger*).

Herstellungsmethoden fester Dispersionen mit Fokus auf den Schmelzmethoden

In ihrem Übersichtsartikel über die Verwendung von festen Dispersionen zur Verbesserung der Wirkstofflöslichkeit bei oraler Wirkstoffaufnahme fokussierten Leuner und Dressman (2000) insbesondere auf die Herstellungsmethoden fester Lösungen. Im Wesentlichen entsprechen die Methoden der oben genannten Definition von Chiou und Riegelmann.

Eine Möglichkeit, feste Dispersionen herzustellen, ist das *solvent-evaporation*-Verfahren, das erstmals von Tachibana und Nakamura beschrieben wurde (1965). Dabei müssen sich Wirkstoff und Trägermaterial hinreichend im Lösungsmittel lösen, damit durch Temperaturerhöhung und/oder Druckerniedrigung eine feste Dispersion nach Abdampfen gebildet werden kann. Alternativ kann das Lösungsmittel durch Sprühtrocknung (Lo und Law 1996) oder Lyophilisation (Betageri und Makarla 1995) entfernt werden.

Den Vorteilen, prinzipiell auf den Einsatz hoher Temperaturen verzichten und hitzeempfindliche Polymere und Wirkstoffe für die Herstellung von festen Dispersionen zur Verfügung stellen zu können, stehen einige gravierende Nachteile gegenüber. Damit Dispersionen mit schneller Auflösungskinetik resultieren, werden als Matrixbildner hydrophile Polymere gewählt. Als limitierend gestaltet sich dabei häufig, ein geeignetes Lösungsmittel zu finden, in dem beide Substanzen löslich sind. Lösungsansätze sind z.B. ein von Fernandez et al. (1992) beschriebenes Verfahren zur Herstellung einer festen Dispersion aus Piroxicam und PEG 4000. Der Wirkstoff wurde in Chloroform gelöst und dann mit einer Schmelze von PEG 4000 verarbeitet. Aufgrund von ökonomischen und ökologischen Gründen (Leuner und Dressman 2000) wird die Lösungsmittelverdampfung nur noch selten eingesetzt. Das teure, diskontinuierliche Entfernen der Lösungsmittel führt zu toxikologischen und ökologischen Bedenken. Weiterhin ist der Einfluss von Lösungsmittelrückständen auf festen Dispersionen unzureichend untersucht (Serajuddin 1999).

Eine Schmelzmethode wurde erstmals von Sekiguchi und Obi (1961) verwendet. Eine eutektische Mischung aus Sulfathiazol und u.a. Harnstoff wurde durch Schmelzen und forciertes Abkühlen der Schmelze hergestellt und als mikrokristalline Suspension bezeichnet. Die in anderen Industriebereichen schon lange zuvor bekannte Schmelzextrusion wurde zuerst durch Speiser (1966) und Hüttenrauch (1974) auf die pharmazeutischen Industrie übertragen. Als Extrusion wird nach Kleinebudde das Fließen einer plastisch verformbaren Masse durch eine Öffnung definierter Größe unter Anwendung von Druck bezeichnet (1997). Bei der Schmelzextrusion wird die Masse dabei in einem heizbaren Zylinder geschmolzen und in ein Produkt einheitlicher Beschaffenheit überführt (Echte 1993). Bei der Herstellung von Arzneimitteln findet die Schmelzextrusion breite Anwendung in der pharmazeutischen Industrie (Breitenbach 2002; Crowley et al. 2007; Repka et al. 2007; Repka et al. 2008; Andrews 2009). McGinity et al. (2006) stellen in einer Enzyklopädie die zahlreichen Vorteile der Schmelzextrusion vor. Der Hauptvorteil gegenüber der Lösungsmittelverdampfung ist der Verzicht auf organische Lösungsmittel und Wasser, deren Entfernung zeit- und kostenintensiv ist. Weiterhin handelt es sich um ein kontinuierliches und effizientes Verfahren. Breitenbach (2002) hob die Bedeutung dieser Art der Extrusion in der Herstellung von festen Dispersionen in seinem Übersichtsartikel über die Rolle der Schmelzextrusion bei der Arzneiformenentwicklung hervor. Die Substanzen sind den hohen Temperaturen nur kurze Zeit ausgesetzt, so dass auch hitzeempfindliche Wirkstoffe verarbeitet werden können. Durch Zusatz weiterer Additive (Repka et al. 1999; Verreck et al. 2006) und Anpassung des Extrusionsprozesses über u.a. Pulverdosierrate, Düsenplattendurchmesser, Schneckenkonfiguration und Schneckengeschwindigkeit kann die resultierende Prozesstemperatur beeinflusst werden.

1.3. Polyelektrolytkomplexe

Als Untergruppe der festen Dispersionen hob Breitenbach (2002) die Herstellung von Komplexen als interessantes wissenschaftliches Gebiet der kommenden Zeit hervor. Entgegengesetzt geladene Polyelektrolyte, die auf Grund von elektrostatischen Interaktionen aneinander gebunden sind (Hess et al. 2006), werden als Polyelektrolytkomplexe definiert (Michaels 1965; Dautzenberg und Karibyants 1999).

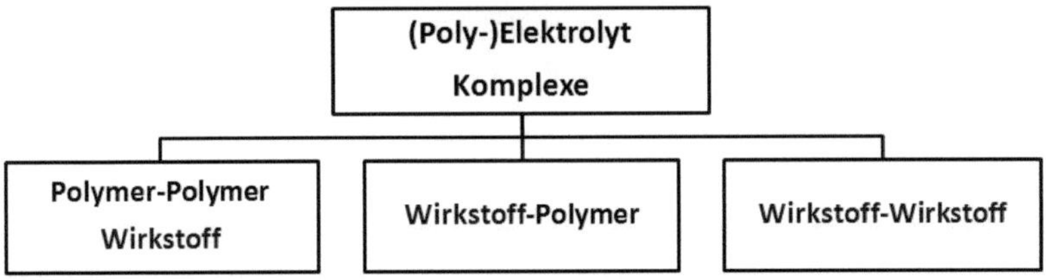

Abbildung 2: Vorschlag einer erweiterten Einteilung von entgegengesetzt geladenen Assoziaten

Interpolyelektrolytkomplexe (*interpolyelectrolyte complexes* – IPEC), bestehend aus entgegengesetzt geladenen Polymeren, wurden von Gallardo et al. (2008) und Moustafine et al. (2008) als viel versprechende Trägersysteme für orale Arzneiformen beschrieben. Dieses Konzept wurde für gezielt im Kolon wirkende orale Arzneiformen untersucht (Moustafine et al. 2009). Guaifenesin wurde in Mikrokapseln bestehend aus Natriumalginat und Chitosan eingebettet und das Freisetzungsverhalten in Abhängigkeit vom pH-Wert und eingesetztem Chitosan analysiert (Lee et al. 1997). Als weiterer Ansatz wurde die Ibuprofen-Wirkstofffreisetzung aus aPMMA/κ-Carrageenan-Komplexen durch Einsatz verschiedener Polymer-Verhältnisse modifiziert (Prado et al. 2008).

Die von Lankalapalli et al. (2009) gewählte Definition von Polyelektrolytkomplexen beschreibt diese allgemeiner als Assoziationskomplexe zwischen entgegengesetzt geladenen Molekülen. Dieser Definition wurden auch Wirkstoff-Polymer-Komplexe zugeordnet (vgl. Abbildung 2), die in unterschiedlichen Arzneiformen für verschiedene Anwendungen eingesetzt wurden. Jimenez-Kairuz et al. (2004) verbesserten die hydrolytische Stabilität von Procain als basischen Wirkstoff durch Komplexierung mit sauren Polyacrylaten. In ähnlicher Weise konnte die schnelle Diffusion von sauren Proteinen aus Hydrogelsystemen durch Komplexbildung mit entgegengesetzt geladenen basischen Substanzen verhindert werden (Park et al. 2010). DNA-Komplexe mit kationischen Polymeren wie Chitosan dienten als nicht-virale Vektoren für die

Gentherapie und orale Impfungen (Garnett 1999). Die Geschmacksmaskierung von ionischen Substanzen starker Bitterkeit wurde durch Formulierung mit entgegengesetzt geladenen Polymethacrylaten (EUDRAGIT® E oder L) erzielt (Vincze et al. 1992; Petereit et al. 2000; Petereit et al. 2003).

Die Kombination von anionischen und kationischen, kleinen (Wirkstoff-)Molekülen (*small molecules*) im amorphen Zustand wird bisher nicht als Elektrolytkomplex bezeichnet. Yamamura et al. (2000) untersuchten durch Lösemittelabdampfung hergestellte Präzipitate aus Cimetidin und Naproxen. Die Amorphisierung der beiden Substanzen wurde dabei durch intermolekulare Wasserstoffbrückenbindungen ermöglicht. Die Forschergruppe revidierte zwei Jahre später dieses Prinzip und bezeichnete auf Basis von FT-IR- und NMR-Messungen die Interaktion aus beiden Substanzen als Salz. Allesø et al. (2009) stellten durch gemeinsames Mahlen von Cimetidin und Naproxen amorphe Systeme her, die sich durch erhöhte Lösungsgeschwindigkeiten und gute Stabilität des amorphen Zustandes auszeichneten. Im Rahmen dieser Arbeit werden diese amorphen Wirkstoff-Wirkstoff-Systeme erstmals als Elektrolytkomplexe im Kontext der (Poly-)-Elektrolytkomplexe eingeordnet (Abbildung 2). Sie sollen durch ihre Amorphizität von den Salzen abgegrenzt werden.

1.4. Gezielte Freisetzung von Wirkstoffen durch Elektrolyteinflüsse

Elektrolyte sind für die gezielte Freisetzung von Wirkstoffen aus Arzneiformen von großer Bedeutung. Für orale Arzneiformen spielen die im Mund- und Rachenraum sowie im Magen- und Darmsystem befindlichen Ionen eine übergeordnete Rolle in der Modifizierung des Freisetzungsprofils von Wirkstoffen und damit bei der Beeinflussung ihrer Bioverfügbarkeit.

Viele der üblichen magensaftresistenten Überzugspolymere besitzen saure Gruppen (z.B. Carboxylate). Durch den sauren pH-Wert des Magens liegen diese überwiegend nicht-ionisch und ungelöst vor, ermöglichen aber durch ihr Auflösen im Milieu des Darmes eine verzögerte Wirkstofffreisetzung. In analoger Weise führen basische Polymerverbindungen (z.B. Aminogruppen) zu einem Schutz der Arzneiform im Mundmilieu, werden aber im Magen vollständig gelöst.

Von geringer Bedeutung sind bisher Arzneiformen, bei denen Elektrolyte innerhalb der Arzneiform mit dem Ziel einer Freisetzungsmodifizierung eingesetzt werden. Die

Arzneiformen werden im Folgenden basierend auf ihren Mechanismen in osmotische, pH-abhängige und sonstige Systeme eingeteilt. Das klassische Beispiel einer Arzneiform, die durch hohe Elektrolytkonzentrationen und daraus resultierenden osmotischen Druck funktioniert, stellen *Push-pull*-Systeme dar. Durch eine semipermeable Membran dringt Wasser in die Arzneiform. Der Zweischichttablettenkern enthält dabei einen osmotisch aktiven Hilfsstoff (z.B. Natriumchlorid). Der osmotische Druck bewirkt, dass der im anderen Teil der Arzneiform befindliche Wirkstoff durch eine Austrittsöffnung mit nahezu konstanter Geschwindigkeit „gedrückt" (Malaterre et al. 2009) wird.

Der Einsatz von pH-beeinflussenden Salzen zur Veränderung des Mikromilieus von pH-abhängig schwer löslichen Wirkstoffsäuren bzw. –basen wurde bereits bei den Ansätzen zur Erhöhung der Löslichkeit/Lösungsgeschwindigkeit erwähnt.

Natriumchlorid wird in der Herstellung fester Arzneiformen als Porenbildner eingesetzt. Güreş und Kleinebudde (2011) entwickelten z.B. Extrudate, deren Freisetzungsverhalten durch ein rasches Auflösen des in der Formulierung enthaltenen Natriumchlorids beeinflusst wurde.

In der Literatur beschrieben ist der Einfluss von Elektrolyten auf die Stabilität von Polyelektrolytkomplexen und die Wirkstofffreisetzung aus diesen. Jimenez-Kairuz et al. (2002; 2003) diskutierten einen drastischen Freisetzungsanstieg aus Carbomer-Lidocain- und Carbomer-Metoclopramid-Hydrogelen durch Zugabe von NaCl. Durch unterschiedliche Ionenstärken konnte die Wirkstofffreisetzung aus geschmacksmaskierten entgegengesetzt geladenen Verbindungen kontrolliert werden (Vincze et al. 1992; Petereit et al. 2003; Petereit et al. 2004).

2. Ziele der Arbeit

Ziel dieser Arbeit ist die Verarbeitung von schwer löslichen, sauren Arzneistoffen mit pharmazeutisch genutzten, basischen Polymeren zu Wirkstoff-Polymer-Assoziaten (Polyelektrolytkomplexen), deren physikochemische Charakterisierung und Untersuchungen zur gezielten Wirkstofffreisetzung aus diesen Komplexen (Abbildung 3).

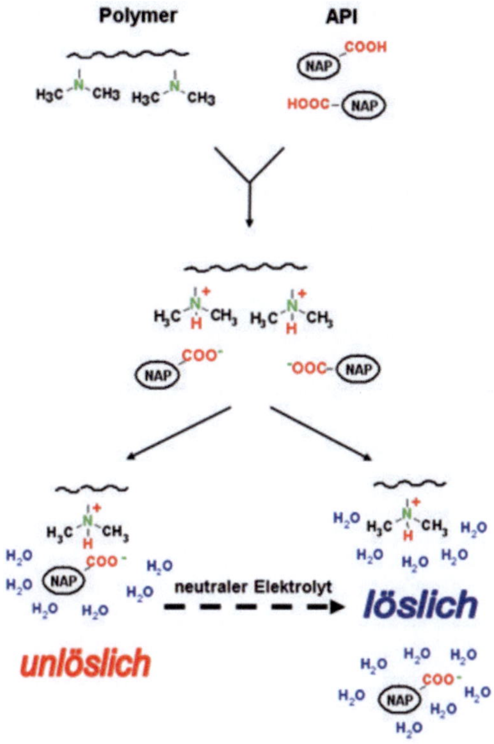

Abbildung 3: Einsatz von schwer wasserlöslichen Wirkstoffsäuren in ihrer nicht-ionischen Form; Säure-Base-Reaktion während eines pharmazeutischen Herstellungsprozesses unter Bildung eines Wirkstoff-Polyelektrolytkomplexes; zielgerichtete Wirkstofffreigabe ausgelöst durch pH-neutrale Elektrolyte (Kindermann et al. 2011b)

- Bildung von Wirkstoff-Polyelektrolytkomplexen bestehend aus schwer löslichen Arzneistoffen und basischen Polymeren durch Schmelzextrusion

Die Möglichkeit der Assoziatbildung durch komplementär geladene Moleküle soll durch eine Säure-Base-Reaktion in einem geeigneten pharmazeutischen Herstellungsverfahren (bevorzugt: Extrusion) ermöglicht werden. Für dieses Verfahren sollen Wirk- und Hilfsstoffe ausgewählt werden.

- Nachweis und Herstellung von Polyelektrolytkomplexen

Die hergestellten Intermediate sollen durch analytische Methoden in das Schema der festen Dispersionen eingeordnet werden. Die Bildung des Polyelektrolytkomplexes während des Herstellungsprozesses soll über den kompletten Extrusionsverlauf charakterisiert werden.

- Untersuchungen der gezielten Wirkstofffreigabe aus den Arzneistoff-Polyelektrolytkomplexen

Das Ziel ist, die Stabilität der Polyelektrolytkomplexe in wässrigen Medien zu untersuchen (vgl. Abbildung 3). Idealerweise sollen neutrale Elektrolyte die Stabilität des Komplexes und damit das Freisetzungsverhalten der jeweiligen Wirkstoffe aus dem Komplex steuern. Des Weiteren soll eine Rangfolge geeigneter Elektrolyte und Salzkonzentrationen nach ihrer Effektstärke aufgestellt werden.

- Analyse der physikalischen Stabilität der Polyelektrolytkomplexe

Die entstehenden festen Dispersionen sollen in Hinblick auf ihre Stabilität bei Lagerung entsprechend der ICH-Richtlinie Q1a (R2) analysiert werden.

- Übertragung des Konzeptes auf Arzneiformen

Das Konzept der gezielten Freisetzung aus Wirkstoff-Polyelektrolytkomplexen durch Elektrolyte soll für feste Arzneizubereitungen umgesetzt werden.

3. Ergebnisse und Diskussion

3.1. Wirkstoff-Polyelektrolytkomplexe – freisetzungsauslösende Faktoren

3.1.1. Vorüberlegungen und Voruntersuchungen

3.1.1.1. Einleitung

Damit durch eine Säure-Base-Reaktion während der Schmelzextrusion ein Polyelektrolytkomplex aus Wirkstoffen und Polymeren gebildet werden kann, müssen die Substanzen einige grundlegende Eigenschaften aufweisen.

Während der Schmelzextrusion sind die Substanzen Verarbeitungstemperaturen von bis zu 200°C ausgesetzt. Hitzelabile Stoffe, die sich unter diesen Bedingungen zersetzen, sind daher nicht für die Schmelzextrusion geeignet.

Damit die in dieser Arbeit untersuchte Säure-Base-Reaktion während der Schmelzextrusion stattfinden kann, sollten die eingesetzten Wirkstoffe eine hinreichend hohe Acidität ihrer Säuregruppe aufweisen. Die Definition der Acidität wurde im Laufe der letzten Jahrzehnte kontinuierlich erweitert und angepasst. Im Rahmen dieser Arbeit eignet sich die Theorie nach Brønsted und Lowry (Brønsted 1926) am besten, um die Vorgänge in einem lösungsmittelfreien Schmelzprozess zu beschreiben. Demnach stellt die Acidität die Fähigkeit eines Moleküls dar, Protonen abzugeben. Dabei ist die Theorie im Gegensatz zu der von Arrhenius im 19. Jahrhundert eingeführten Definition nicht auf Wasser als Lösungsmittel beschränkt. Das Ausmaß der Acidität wird durch die Säurekonstante oder den pK_s-Wert angegeben (Mortimer und Müller 2003). Je niedriger der pK_s-Wert ist, desto eher gibt eine Substanz ein Proton ab.

Qian et al. (2010) diskutierten, dass für die Stabilisierung einer festen Dispersion durch intermolekulare Wirkstoff-Polymer-Interaktionen eine Mischbarkeit auf Molekularebene Voraussetzung ist. Die Reaktionspartner müssen demnach gemäß der bekannten Regel

„Similia similibus solvuntur" unter den Prozessbedingungen ähnliche Eigenschaften aufweisen, damit sie in der Schmelze interagieren können.

3.1.1.2. Theoretische Ansätze

In den letzten Jahrzehnten wurden viele Ansätze zur theoretischen Vorhersage der Löslichkeit und Mischbarkeit eines Wirkstoffes in einem Polymer bei der Herstellung fester Dispersionen vorgestellt. Diese führen idealerweise zu einer Reduktion praktischer Versuchsdurchführungen und damit Material- sowie Zeitersparnis. Basierend auf dem Löslichkeitsparameter von Hildebrand entwickelte Hansen (1969) ein dreidimensionales Modell, das den Löslichkeitsparameter in Beiträge durch Dispersionskräfte, polare Kräfte und Wasserstoffbrückenbindungen unterteilt. Das Löslichkeitsparametermodell wurde von zahlreichen Wissenschaftlern erweitert und modifiziert, u.a. von Barton (1975), Van Krevelen und Hoftyzer (1976) und Breitkreutz (1998). Das Modell ist allerdings nicht geeignet, die Löslichkeit von Wirkstoffen in Polymeren bei verschiedenen Temperaturen vorherzusagen, sondern beschreibt die Mischbarkeit von Flüssigkeiten bei Raumtemperatur. Die Berechnung der Löslichkeitsparameter durch Gruppenbeiträge ist limitiert auf nicht-ionische Moleküle. Bisher bestehen erst vereinzelt Ansätze, das Modell auf ionische Moleküle zu erweitern (Barra et al. 2000; Bustamante et al. 2000). Die Notwendigkeit, theoretische Modelle zu entwickeln, die zur Vorhersage der Löslichkeit und Mischbarkeit von Wirkstoffen und Polymeren zur Herstellung fester Dispersionen mittels Schmelzextrusion geeignet sind, ist somit weiterhin gegeben.

3.1.1.3. Praktische Ansätze im Kleinstmaßstab

In der pharmazeutischen Industrie stehen bei der galenischen Entwicklung von neuen Wirkstoffen häufig nur Kleinstmengen im Grammbereich einer neu synthetisierten Substanz zur Verfügung. Thermische Methoden wie die Heiztischmikroskopie und dynamische Differenzleistungskalorimetrie stellen bewährte Ansätze zur Vorhersage der Bildung fester Dispersionen durch die Schmelzextrusion dar (Forster et al. 2001c; Bikiaris et al. 2005; Albers et al. 2011). Dabei werden Wirkstoff-Polymermischungen in standardisierten Aufheizprofilen in Hinblick auf ihr Löslichkeits- und Mischbarkeitsverhalten in der Schmelze analysiert.

Im Folgenden sind die Ergebnisse dieser Methoden am Beispiel einer äquimolaren Mischung von Naproxen und EUDRAGIT® E PO dargestellt. Der Modellwirkstoff Naproxen ist nahezu unlöslich in Wasser (~65 mg/l bei 37°C). Die Substanz wird der BCS-Klasse II zugeordnet, d.h. sie ist schwer löslich, aber gut membranpermeabel (Tabelle 1). Naproxen hat einen pK_s-Wert von 4,1 (Herzfeldt und Kummel 1983; Kasim et al. 2003); die Carboxylgruppe stellt das Säurezentrum des Moleküls dar (Abbildung 4). Der Wirkstoff weist einen Schmelzpunkt bei 156°C auf (Abbildung 5). Als korrespondierende Base wurde basisches Butylmethacrylat-Copolymer (EUDRAGIT® E PO) eingesetzt. Die basischen Zentren sind die Dimethylamino-Endgruppen der Seitenketten, die einen pK_b-Wert von 7,7 aufweisen (Leopold und Eikeler 2000). Entsprechend den Anforderungen des Europäischen Arzneibuches (Ph. Eur. 2011) liegt der Anteil dieser Gruppe bei 20,8 bis 25,5% und die Glasübergangstemperatur des Polymers bei etwa 53°C (Abbildung 5).

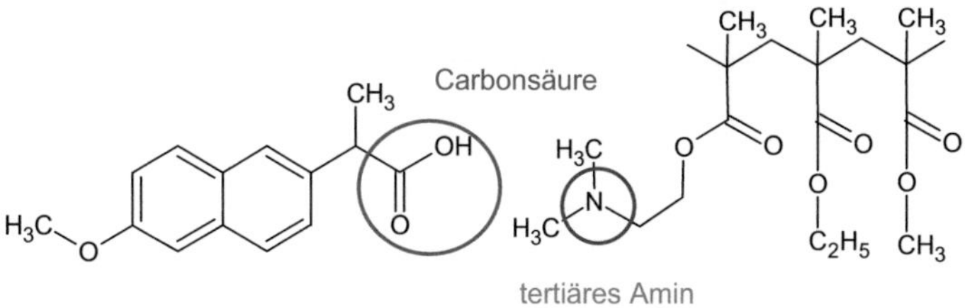

Abbildung 4: Strukturformeln von Naproxen (links) und Grundstruktur von EUDRAGIT® E PO (rechts)

Mit dem Ziel einer vollständig ablaufenden Säure-Base-Reaktion in der Schmelze wurde für die eingesetzte Charge EUDRAGIT® E PO (22,6% Massenanteil der Dimethylaminoethyleinheiten) ein äquimolares Verhältnis in Relation zur Carboxylgruppe des Naproxens berechnet. Die äquimolare physikalische Mischung setzte sich aus 42% Naproxen und 58% EUDRAGIT® E PO (m/m) zusammen.

Mit Hilfe der Versuche im Kleinstmaßstab sollte abgeschätzt werden, ob eine Polyelektrolytkomplexbildung möglich ist und diese theoretisch auch im Extruder ablaufen kann. Idealerweise sollten Prozessparameter für die Schmelzextrusion abgeleitet werden.

Dynamische Differenzleistungskalorimetrie (DSC)

Abbildung 5 zeigt das erste Aufheizen von EUDRAGIT® E PO, der physikalischen Mischung von Naproxen und EUDRAGIT® E PO und von Naproxen (6.2.2.1). Nach dem Glasübergang bei ungefähr 53°C folgte beim Polymer ein endothermer Peak, der vom Signal einem Schmelzpunkt ähnelt, aber als eine zeitabhängige Relaxation der Polymerketten bekannt ist (Qi et al. 2008). Der Schmelzpunkt von Naproxen (156°C) war verbreitert und zu niedrigeren Temperaturen verschoben. Dieses Phänomen stellte ein Indiz für eine mögliche Wirkstoff-Polymer-Wechselwirkung dar und ist von der Heizrate abhängig (Marsac et al. 2006; Qi et al. 2010). Naproxen löste sich partiell während des Aufheizvorganges in dem erweichten Polymer.

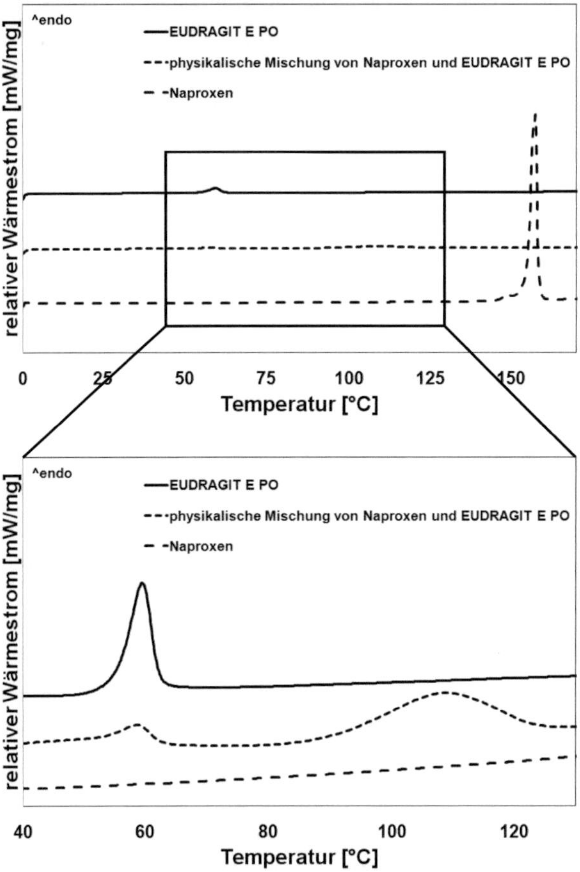

Abbildung 5: DSC Aufheizkurven von EUDRAGIT® E PO, der physikalischen Mischung von Naproxen und EUDRAGIT® E PO und Naproxen; Aufheizrate: 10°C/min

Das erste Aufheizprofil der physikalischen Mischung bei unterschiedlichen Heizraten ist in Abbildung 6 dargestellt. Je kleiner die Heizrate war, desto niedriger waren sowohl die Temperaturen für den Glasübergang als auch – noch stärker ausgeprägt – für den verschobenen Schmelzpunkt des Wirkstoffs. Durch das längere Zeitintervall beim

Aufheizen konnte sich zeitabhängig eine größere Menge Naproxen oberhalb der EUDRAGIT® E PO-Glasübergangstemperatur lösen. Dies führte zu der deutlichen Verschiebung des Naproxen-Schmelzpunktes von 116°C zu 102°C.

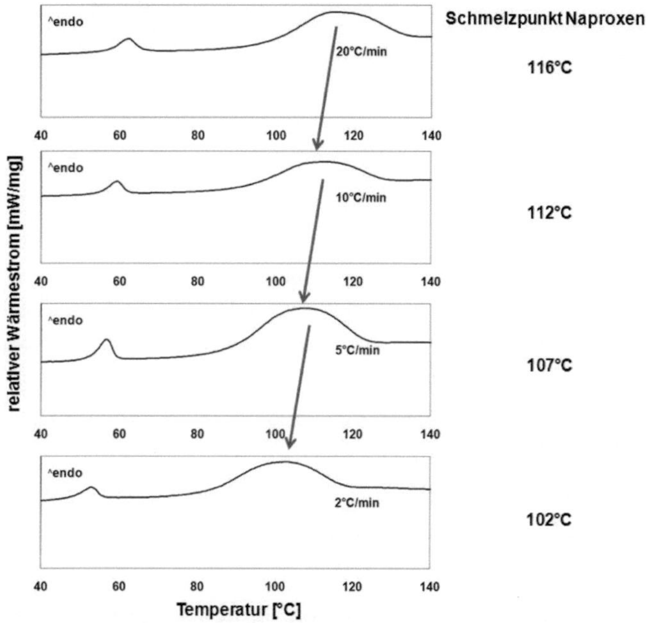

Abbildung 6: DSC Aufheizkurven der physikalischen Mischung von Naproxen und EUDRAGIT® E PO bei unterschiedlichen Aufheizraten und der jeweils ermittelte Naproxen-Schmelzpunkt

Das zweite Aufheizen der physikalischen Mischung sollte eine Aussage über die Anzahl an Phasen erlauben, die die entstehende feste Dispersion nach der Schmelzextrusion vermutlich aufweist. Die physikalische Mischung wurde über die Glasübergangstemperatur des Polymers sowie über den Schmelzpunkt des Wirkstoffes hinaus erhitzt, dann anschließend kontrolliert abgekühlt (20°C/min), und mit 10°C/min ein zweites Mal erhitzt (Abbildung 7). Beim zweiten Aufheizen trat ein einzelner Glasübergang auf, der auf die Entstehung des gewünschten einphasigen amorphen Systems zurückgeführt werden konnte.

Die Einteilung des vorliegenden Systems in das Schema der festen Dispersionen wird in Abschnitt 3.1.3.1 genauer diskutiert.

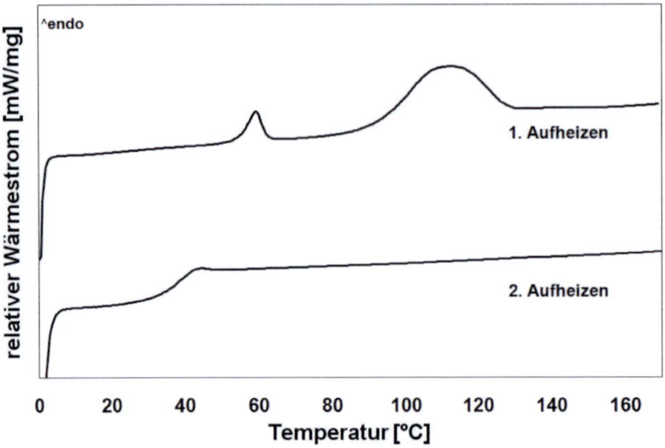

Abbildung 7: Erste und zweite Aufheizkurve der physikalischen Mischung von Naproxen und EUDRAGIT® E PO; Aufheizrate: 10°C/min, Abkühlrate: 20°C/min

Heiztischmikroskopie

Eine physikalische Mischung aus Naproxen und EUDRAGIT® E PO (50-50) wurde bei 60°C auf einem Objektträger in der Heiztischhalterung unter dem Polarisationsmikroskop untersucht (Abbildung 8).

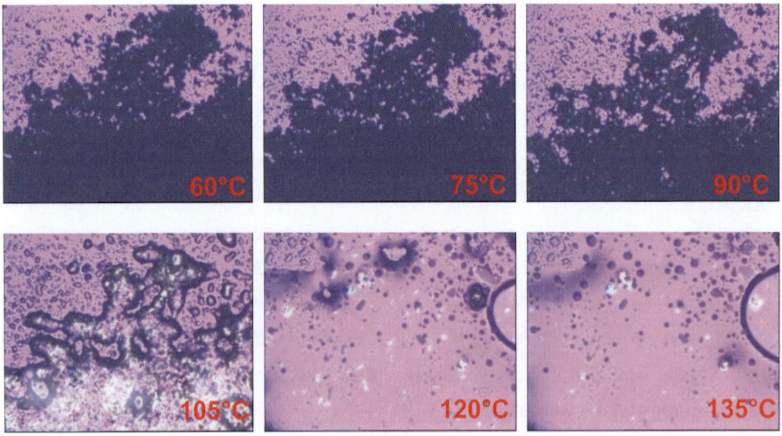

Abbildung 8: Polarisationsmikroskopie einer physikalischen Mischung von Naproxen und EUDRAGIT® E PO (50-50) im Verlauf eines Temperaturprofil; Startpunkt 60°C, Aufheizrate 10°C/min, nach 15°C-Schritten jeweils ein zeitliches Plateau von 2 Minuten

Durch die dichte Pulverbedeckung des Deckgläschens waren zunächst keine für das kristalline Naproxen typischen Farbinterferenzen zu erkennen. Im Gegensatz zu den DSC-Ergebnissen, war – auf Grund einer schlechteren Wärmeübertragung – das Erweichen des Polymers bei 60°C noch nicht abgeschlossen. Die Erhöhung der Temperatur auf 90°C führte zu einer geringeren Pulverbedeckung, ausgelöst durch den Schmelzprozess des Polymers. Bei 105°C war der Auflösungsprozess von Naproxen im geschmolzenen Polymer fortschreitend sichtbar, vergleichbar mit dem in Abbildung 5 verschobenen Naproxen-Schmelzpeak. Bei 120°C war dieser Prozess bis auf einzelne Kristallnester abgeschlossen, die auch noch bei 135°C erkennbar waren. Dabei handelte es sich um Naproxen als Reinstoff, der erst über seinem Schmelzpunkt von 156°C flüssig wurde.

Gordon-Taylor-Gleichung

Forster et al. (2001b) untersuchten die Aussagekraft von Experimenten im Kleinstmaßstab sowie der Gordon-Taylor-Gleichung zur Vorhersage der Eignung von Wirkstoff-Polymer-Mischungen für die Schmelzextrusion.

Mit der Gordon-Taylor-Gleichung (1952) lässt sich die Glasübergangstemperatur einer Wirkstoff-Polymer-Mischung in mischbaren Systemen abschätzen (Gleichung siehe 6.2.2.3). Variablen der Gleichung sind die relativen Massenanteile sowie die Glasübergangstemperaturen der Ausgangssubstanzen sowie eine Konstante, die sich über eine Gleichung nach Simha und Boyer (1962) vereinfacht beschreiben lässt. In diese gehen u.a. die Dichten des Polymers und des Wirkstoffs ein. Im Rahmen dieser Arbeit konnte die Glasübergangstemperatur von Naproxen nicht experimentell bestimmt werden, da die Rekristallisierungstendenz trotz schnellstmöglicher Abkühlung in der DSC zu groß war. Dieses Phänomen ist in der Literatur bekannt – über die empirische „Faustregel", dass der Quotient der Glasübergangstemperatur und des Schmelzpunktes einer Substanz üblicherweise ca. 0,7 ist, wurde die Glasübergangstemperatur von Naproxen auf 24°C geschätzt (Nair et al. 2001). Allesø et al. (2009) bestimmten experimentell durch *Quenchcooling* eine deutlich abweichende Glasübergangstemperatur für Naproxen von 6°C, die auch in der vorliegenden Berechnung verwendet wurde.

In Abbildung 9 sind die mit Hilfe der Gordon-Taylor-Gleichung vorhergesagten Glasübergangstemperaturen sowie die experimentell bestimmten Glasübergänge aufgetragen. Für letztere wurde der Wendepunkt der Stufen in den DSC-Kurven beim zweiten Aufheizen der physikalischen Mischungen ausgewertet. Wirkstoffe weisen häufig einen weichmachenden Effekt auf Polymere auf, da sie Wechselwirkungen zwischen den Polymerketten vermindern (Repka et al. 1999). Im Bereich der äquimolaren Mischung aus Naproxen und EUDRAGIT® E PO (0,42) lag die Glasübergangtemperatur des Polymers mit 37°C deutlich über dem mit Hilfe der Gordon-Taylor-Gleichung vorherbestimmten Wert von 27°C. Eine Interaktion zwischen dem sauren Wirkstoff und dem basischen Polymer konnte folglich abgeleitet werden.

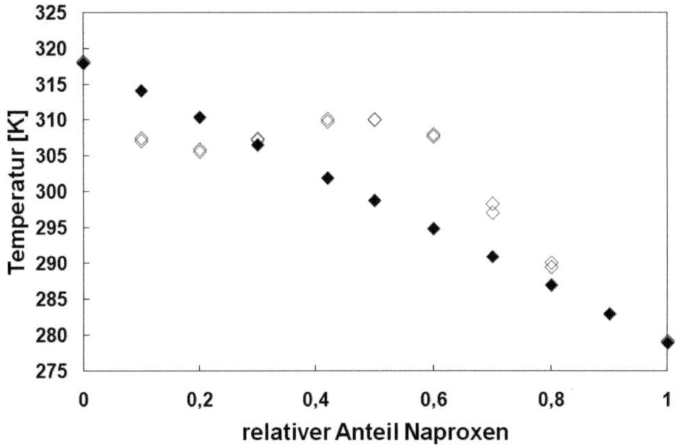

Abbildung 9: Einfluss des Naproxen-Anteils auf die Glasübergangstemperatur von EUDRAGIT® E PO; ♦ - Vorhersage aus Gordon-Taylor-Gleichung, ◊ - experimentell aus dem zweiten Aufheizen in der DSC (Aufheizrate: 10°C/min) bestimmte Werte (n = 2)

3.1.1.4. Schlussfolgerungen der Vorhersagemethoden

Eine qualitative Schlussfolgerung konnte für die Naproxen-EUDRAGIT® E PO-Mischung aus den beiden prädiktiven thermischen Methoden gezogen werden. Nach dem Erhitzen über die Glasübergangstemperatur löste sich Naproxen im amorphen Trägermaterial (Abbildung 5) unterhalb des eigenen Schmelzpunktes und bildete danach ein einphasiges amorphes System. Des Weiteren konnte aus den Abweichungen der experimentellen Ergebnisse im Vergleich zu den durch die Gordon-Taylor-Gleichung erhaltenen Daten auf eine Interaktion zwischen Wirkstoff und Polymer geschlossen werden. Durch die Voruntersuchungen konnte jedoch noch keine Aussage über eine mögliche Säure-Base-Reaktion in der Schmelze getroffen werden.

Aus den Ergebnissen der praktischen Ansätze im Kleinstmaßstab konnten allerdings Rückschlüsse auf das Temperaturprofil bei einer Schmelzextrusion gezogen werden. Grundsätzlich kann das Temperaturprofil einer äquimolaren Naproxen-EUDRAGIT® E PO-Mischung für den Schmelzextrusionsprozess unterhalb des

Naproxen-Schmelzpunktes angesetzt werden. Der Einfluss des zusätzlichen Energieeintrags durch Druck und Schneckenkonfiguration in der Schmelzextrusion ist in Abschnitt 3.1.2.1 beschrieben.

Die DSC-Messungen ließen vermuten, dass die entstehenden Extrudate eine Glasübergangstemperatur knapp über 30°C und damit nahe den üblichen Lagerbedingungen aufweisen würden (vgl. Abbildung 9). Der Vergleich experimenteller Werte mit den durch die Gordon-Taylor-Gleichung kalkulierten Glasübergangstemperaturen ergab eine maximale Glasübergangstemperatur von 37°C statt 28°C und vermutlich ein Stabilitätsoptimum im Bereich der äquimolaren Mischung von Naproxen und EUDRAGIT® E PO.

3.1.2. Bildung von Wirkstoff-Polyelektrolytkomplexen

3.1.2.1. Extrusion

In der vorliegenden Arbeit wurde die Schmelzextrusion für die Herstellung von Polyelektrolytkomplexen bestehend aus schwer löslichen, sauren Wirkstoffen und basischen Polymeren eingesetzt. Die Schmelzextrusion wurde als Verfahren gewählt, damit eine Säure-Base-Reaktion ohne den Einsatz von wässrigen und organischen Lösungsmitteln möglich war. In der Schmelze sollte es zur Bildung eines Polyelektrolytkomplexes kommen. Der Einfluss von wässrigen bzw. organischen Lösungsmitteln auf die Stabilität bei der Komplexherstellung konnte folglich als Parameter ausgeschlossen werden.

Der eingesetzte gleichläufige Zweischneckenextruder verfügt über sieben Heizzonen (6.2.1.1). Damit die Temperatur an der Düsenplatte gezielt konstant gehalten werden konnte, wurde diese mit einem Heizring versehen. Aus den in 3.1.1 gewonnenen Erkenntnissen konnte die Einstellung der Heizelemente abgeschätzt werden. Die Temperatur vor der Düsenplatte wurde auf 90°C abgesenkt, damit die Viskosität der Schmelze soweit erhöht war, dass ein Fließen durch die Düsenöffnung und ein schnelles Abkühlen der Extrudate auf dem anschließenden Förderband gewährleistet waren (Abbildung 10).

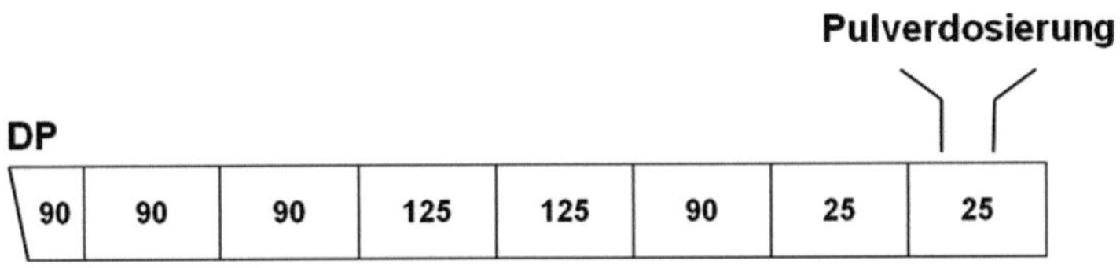

Abbildung 10: Temperaturprofil [°C] des Extruderzylinders und der Düsenplatte bei der Herstellung von äquimolaren Naproxen-EUDRAGIT® E PO-Extrudaten

Zur Optimierung des Prozesses wurden während der Extrusion einer äquimolaren Naproxen-EUDRAGIT® E PO-Mischung (Abbildung 11) die Prozessparameter Schneckengeschwindigkeit, Dosierrate, Druck und Temperatur in den Segmenten 4 und 5 protokolliert. Das Ziel der Untersuchung war es, einen konstanten Extrusionsprozess bei möglichst geringen Temperaturen zu erhalten. Für die Heizelemente 4 und 5 wurde zu Beginn der Optimierung eine Temperatur von 115°C gewählt. Diese Temperatur entsprach in etwa dem Maximum des verschobenen Naproxen-Schmelzpunktes in Abbildung 5.

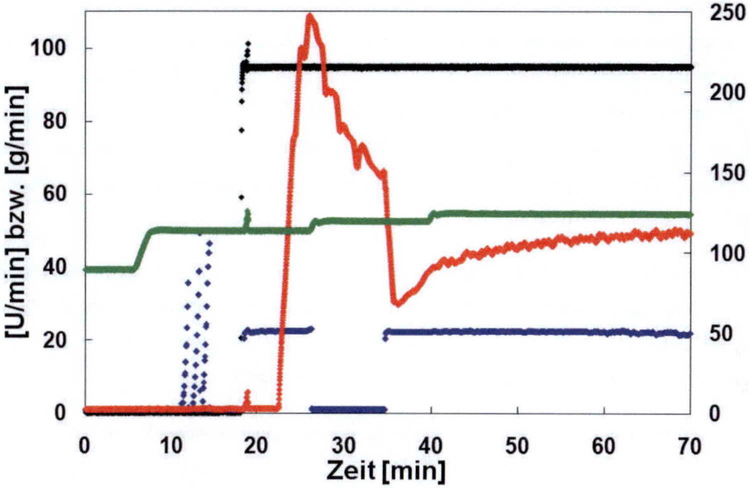

Abbildung 11: Verlauf der Extrusion einer äquimolaren Naproxen-EUDRAGIT® E PO-Mischung; ♦ - Schneckengeschwindigkeit [U/min], ♦ - Pulverdosierrate [g/min], ♦ - Druck [bar], ♦ - Temperatur der Segmente 4 und 5 [°C]

Die in drei Stufen ansteigende Pulverdosierrate entsprach der Kalibrierung des gravimetrischen Pulverdosierers. Im Verlauf der Extrusion wurden die Schneckendrehzahl bei 95 U/min und die Pulverdosierrate bei 22,5 g/min konstant gehalten. Für den Prozess wurde aus Sicherheitsgründen als erste Warngrenze ein Druck von 150 bar festgelegt (automatischer Abbruch des Prozesses bei 300 bar). Bei einer eingestellten Temperatur der Heizelemente 4 und 5 von 115°C kam es zu einem kritischen Druckanstieg auf 250 bar, so dass die Pulverdosierung manuell abgeschaltet wurde. Eine Erhöhung der Temperatur der mittleren Heizelemente auf 120°C führte bei Wiedereinschalten der Pulverdosierung zu einem erneuten starken Druckanstieg, der durch eine weitere Temperaturerhöhung auf 125°C kompensiert wurde. Das Zeitintervall bis zu einem Gleichgewichtsdruck vor der Düsenplatte betrug ungefähr 30 Minuten. In allen folgenden Prozessen, insbesondere mit Formulierungen anderer Naproxen-EUDRAGIT® E PO-Verhältnisse, konnten die Parameter an die Ergebnisse dieses Testlaufs angepasst werden.

3.1.2.2. Mahlen und Sieben der Extrudate

Das Mahlen ist ein kritischer Prozessschritt bei der Verarbeitung von festen Dispersionen. Insbesondere beim Mahlen von glasartigen Lösungen, die eine niedrige Glasübergangstemperatur aufweisen, kann der zusätzliche Energieeintrag die Stabilität des metastabilen Systems beeinflussen. Für die mit einer Ultrazentrifugalmühle (6.2.1.3) gemahlenen extrudierten Mischungen wurde sowohl für das ungemahlene Extrudat als auch für die Mahlfraktion durch röntgendiffraktometrische Messungen bestätigt, dass durch den Mahlvorgang keine Veränderungen in Form von Rekristallisationsprozessen auftraten.

Das gemahlene Extrudat wurde über einen Siebturm (6.2.1.3) in Fraktionen eingeteilt. Für die Freisetzungsuntersuchungen und die Arzneiformenentwicklung wurde die 355-500 µm-Siebfraktion eingesetzt. Kennzahlen der Partikelgrößenverteilung sind im Vergleich zu den Ausgangsmaterialien in Tabelle 3 dargestellt.

Tabelle 3: Kennzahlen der Partikelgrößenverteilung, mit der Laserdiffraktometrie bestimmt (n = 3, MW ± s)

	d_{10} [µm]	d_{50} [µm]	d_{90} [µm]
Naproxen	7,08 ± 1,13	18,9 ± 2,3	37,7 ± 2,6
EUDRAGIT® E PO	1,73 ± 0,05	8,72 ± 0,69	14,6 ± 0,7
Naproxen-EUDRAGIT® E PO phys. Mischung	5,57 ± 0,11	14,5 ± 0,1	33,6 ± 0,8
Naproxen-EUDRAGIT® E PO-Schmelzextrudat (355-500 µm)	264 ± 9	416 ± 3	566 ± 5

Der d_{50}-Wert, der den Median der Partikelgrößenverteilung angibt, liegt für die beiden Ausgangsmaterialien und damit auch für deren physikalische Mischung im unteren Mikrometer-Bereich. Die gewählte Siebfraktion (355-500 µm) verfügt über eine enge Teilchengrößenverteilung und sollte ein gutes Fließverhalten aufweisen.

Damit eröffnete die Schmelzextrusion neben dem prozesstechnischen Vorteil, eine Säure-Base-Reaktion ohne Lösungsmittel durchzuführen, zusätzlich Verarbeitungsvorteile für die anschließende Arzneiformenentwicklung. Durch eine gute Fließfähigkeit der gemahlenen Extrudate kann insbesondere die gleichförmige

Herstellung von Tabletten erleichtert werden. Der Einfluss der Schmelzextrusion und der anschließenden Mahlung auf weitere Verfahrensschritte bei der Tablettierung wird in Abschnitt 3.2.1 analysiert.

3.1.3. Charakterisierung des Schmelzextrudates

3.1.3.1. Analyse der Feststoffeigenschaften

Chiou und Riegelman (1971) klassifizierten feste Dispersionen entsprechend der Anzahl der Phasen sowie der molekularen Ordnung der binären Systeme (Abschnitt 1.2). Im Folgenden werden die hergestellten äquimolaren Naproxen-EUDRAGIT® E PO-Extrudate in das Schema der festen Dispersionen eingeordnet (Tabelle 2). Die systematische Analyse erfolgte an Hand der Haupteinteilungskriterien. So wurde zunächst mittels DSC und XRPD die Anzahl der Phasen des gebildeten Feststoffsystems bestimmt, um dann mit Hilfe spektroskopischer Verfahren (FT-IR- und Raman-Spektroskopie) die Art der molekularen Interaktion der binären Mischung aufzuklären.

Röntgen-Pulverdiffraktometrie (XRPD)

In der Röntgen-Pulverdiffraktometrie zeigte Naproxen ein für kristalline Substanzen charakteristisches Beugungsmuster, während EUDRAGIT® E PO als amorphes Polymer Halos in der Strukturanalyse aufwies (Abbildung 12).

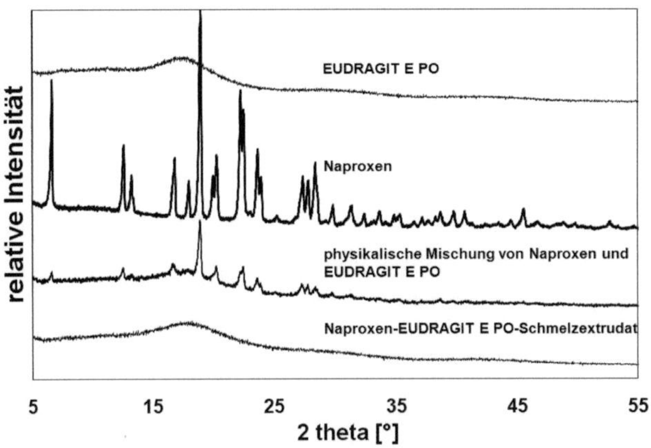

Abbildung 12: Röntgenbeugungsmuster von EUDRAGIT® E PO, Naproxen, der physikalischen Mischung von Naproxen und EUDRAGIT® E PO und dem Naproxen-EUDRAGIT® E PO-Schmelzextrudat

Für die physikalische Mischung beider Substanzen im äquimolaren Verhältnis wurde ein Mischsignal als Summe der Diffraktogramme der beiden Ausgangsstoffe detektiert. Die

Abwesenheit von Röntgenreflexen bei der Vermessung des Extrudates belegte die Umwandlung zu einem vollständig amorphen System, das auch visuell anhand des transparenten, glasartigen Aussehens des Extrudates vermutet wurde. Die Röntgendiffraktometrie gab Anlass, die Anwesenheit einer kristallinen Phase im Schmelzextrudat auszuschließen, ermöglichte allerdings keine Differenzierung im Hinblick auf die Zahl der amorphen Phasen. Ein zweiphasiges amorphes System kann durch dieses Verfahren nicht von einem einphasigen unterschieden werden.

Dynamische Differenzleistungskalorimetrie (DSC)

Zusätzliche differenzleistungskalorimetrische Messungen wurden daraufhin durchgeführt (Abbildung 13). Das erste Aufheizen des Extrudates in der DSC zeigte einen Glasübergang (vgl. auch Abbildung 5) – damit wurde die Entstehung eines einphasigen amorphen Systems belegt. Bei einem zweiphasigen amorphen System würden in diesem Fall zwei Glasübergänge in der DSC erkennbar sein.

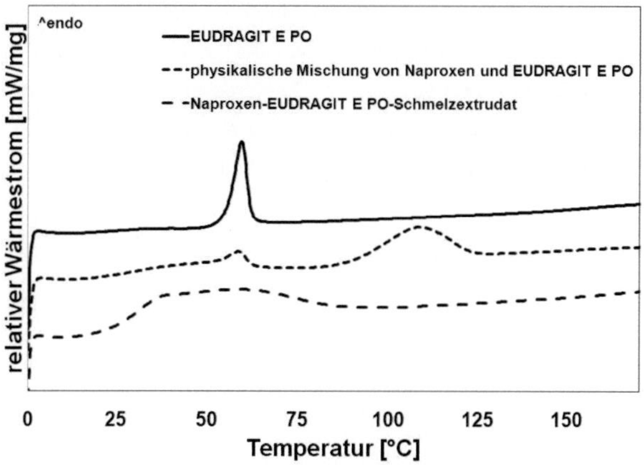

Abbildung 13: DSC Aufheizkurven von EUDRAGIT® E PO, der physikalischen Mischung von Naproxen und EUDRAGIT® E PO und dem Naproxen-EUDRAGIT® E PO-Schmelzextrudat; Aufheizrate: 10°C/min

3.1.3.2. Wirkstoff-Polymer-Interaktion

Die Charakterisierung der Schmelzextrudate als einphasiges amorphes System reduziert die Zuordnung in das Schema der festen Dispersionen auf zwei Untergruppen. Für die Aufklärung, ob es sich in dieser Arbeit bei dem gebildeten einphasigen amorphen System um eine glasartige feste Lösung handelte oder eine Komplexbildung erfolgt war, wurden spektroskopische Verfahren verwendet. Diese sind für den Nachweis einer Säure-Base-Reaktion in der Schmelze geeignet. Heinz et al. (2009) nannten verschiedene schwingungsspektroskopische Methoden für die Analyse von Feststoffumwandlungen wie z.B. Modifikationswechseln, Solvatbildungen und Amorphisierungen. Diese wurden als schnell, nicht-zerstörend und daher als geeignete analytische Methoden zur Prozessverfolgung beschrieben.

Im Fall einer glasartigen festen Lösung würde der Wirkstoff molekular verteilt und ungeordnet in der Polymermatrix vorliegen. Im angestrebten System eines Polyelektrolytkomplexes würden durch eine Säure-Base-Reaktion in der Schmelzextrusion ionische Komplexbestandteile entstehen. Durch elektrostatische Interaktionen der entgegengesetzt geladenen Moleküle wäre die molekulare Anordnung in diesem Fall fixiert.

FT-IR-Spektroskopie

FT-IR-Messungen wurden in den letzten Jahren häufig für den Nachweis der Protonierung des tertiären Amins des Polymethacrylates EUDRAGIT® E eingesetzt (Moustafine et al. 2006; Prado et al. 2008; Quinteros et al. 2008; Albers et al. 2009). Daher wurde in dieser Arbeit die angestrebte Polyelektrolytkomplexbildung mittels eines FT-IR-spektroskopischen Verfahrens untersucht (Abbildung 14).

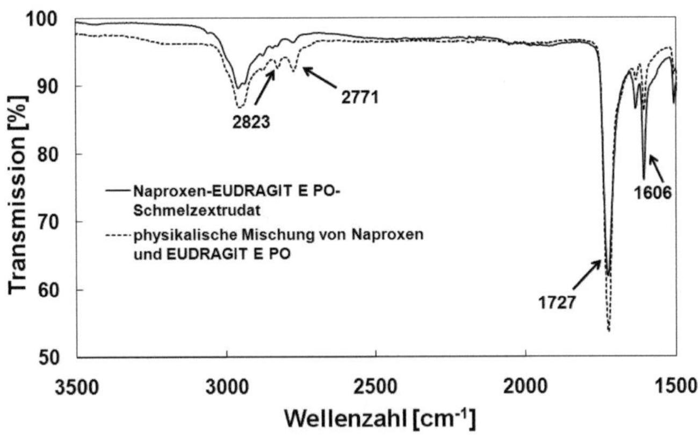

Abbildung 14: FT-IR-Spektren von dem Naproxen-EUDRAGIT® E PO-Schmelzextrudat und der physikalischen Mischung von Naproxen und EUDRAGIT® E PO

Die nicht-ionische Amin-Gruppe des Aminopolymethacrylats EUDRAGIT® E PO zeigt zwei charakteristische Valenzschwingungsbanden der benachbarten CH_2- und CH_3-Gruppen bei 2771 und 2823 cm^{-1}. Beim Vergleich des Extrudates mit der physikalischen Mischung war die Transmission bei diesen Wellenzahlen deutlich erhöht. Während der Schmelzextrusion entstand folglich die ionische, protonierte Polymerform. Da es sich um eine lösungsmittelfreie Reaktion handelte, stammte das betreffende Proton von der Säuregruppe des Wirkstoffmoleküls. Die steigende Intensität der Carboxylatbande (1606 cm^{-1}) im Vergleich zur verringerten Intensität der asymmetrischen Valenzschwingungen der Carboxylgruppe (1727 cm^{-1}) belegt diese Schlussfolgerung.

Raman-Spektroskopie

Als weiteres spektroskopisches Verfahren wurden die Proben mittels der Raman-Spektroskopie analysiert. Diese sollte einen zusätzlichen Beleg für die ionischen Interaktionen in der Schmelze liefern. Diese Methode wurde von Breitenbach et al. (1999) als vielversprechender analytischer Ansatz zur Charakterisierung fester Dispersionen benannt. Seit kurzem werden Raman-Messungen erfolgreich zur Inline-Prozessbeobachtung von Feststoffeigenschaften während der Schmelzextrusion eingesetzt (vgl. 3.1.4.3) (Tumuluri et al. 2008; Saerens et al. 2011).

Abbildung 15 zeigt einen Ausschnitt des Raman-Spektrums, in dem Veränderungen der Intensitäten vor und nach der Schmelzextrusion erkennbar sind. Bei einer Raman-Verschiebung von 1684 cm^{-1} sind beim Naproxen und der physikalischen Mischung aus Naproxen und EUDRAGIT® E PO symmetrische Valenzschwingungen der Carbonsäure wiederzufinden. Diese Bande war im Spektrum des Extrudates nicht mehr vorhanden.

Grundsätzlich sind auch noch andere Methoden geeignet, eine Interaktion im Schmelzextrudat nachzuweisen. Gallardo (2008) zeigte mittels ^{13}C-NMR eine Interaktion bei der Herstellung eines Interpolyelektrolytkomplexes von EUDRAGIT® E PO und EUDRAGIT® L. Weiterhin könnten Terahertz- und NIR-Messungen in den nächsten Jahren Alternativen zur Analyse von Feststoffinteraktionen darstellen (Zeitler et al. 2007; Heinz et al. 2009).

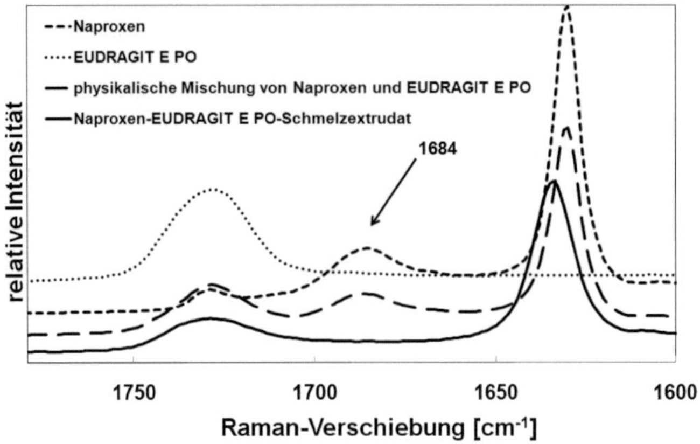

Abbildung 15: Raman-Spektren von Naproxen, EUDRAGIT® E PO, der physikalischen Mischung von Naproxen und EUDRAGIT® E PO und dem Naproxen-EUDRAGIT® E PO-Schmelzextrudat

Zusammenfassend lässt sich festhalten, dass der Nachweis für den durch Schmelzextrusion entstandenen Polyelektrolytkomplex erbracht werden konnte. Das Fehlen der für kristalline Substanzen charakteristischen Beugungsmuster in XRPD-Messungen belegte die komplette Amorphisierung des Systems. Die Detektion eines Glasübergangs in der DSC erweiterte dieses Ergebnis für die Naproxen-EUDRAGIT® E PO-Extrudate, die als einphasiges amorphes System identifiziert wurden. Die Zu- bzw. Abnahme der Intensität charakteristischer Molekülgruppenschwingungen (Amino-, Carboxyl- und Carboxylatgruppe) in der FT-IR- und Raman-Spektroskopie ließ die Schlussfolgerung zu, dass während des Prozesses eine Säure-Base-Reaktion in der Schmelze stattfand.

3.1.4. Prozessbeobachtung der Komplexbildung

3.1.4.1. Wirkstoff-Polyelektrolytkomplex-Bildung

Für einen tieferen Einblick in die Vorgänge bei der Polyelektrolytkomplex-Bildung während der Schmelzextrusion wurden FT-IR- und Raman-Spektroskopie mittels geeigneter Sensorsysteme zur Inline-Messung genutzt. Von besonderer Bedeutung war die Bestimmung von Grenztemperaturen, ab denen eine Säure-Base-Reaktion beginnt und ab denen diese vollständig abgeschlossen ist.

3.1.4.2. In-situ FT-IR-Spektroskopie

Im Gegensatz zu Raman-Messungen spielen in-situ FT-IR-Untersuchungen in der Prozessanalytik der Pharmazeutischen Technologie bisher noch keine große Rolle. Doherty und Kettler (2007) beschreiben in einem Buchkapitel den beginnenden Einsatz von in-situ FT-IR-Systemen in der pharmazeutischen Industrie zur Prozessverfolgung von Arzneistoffsynthesen. Die qualitative und quantitative Hydrierung verschiedener funktioneller Gruppen wurde von Marziano et al. (2000) untersucht. Baker et al. (2001) verfolgten Kristallisationsprozesse bei Synthesen mittels in-situ FT-IR-Messungen.

In dieser Arbeit wurden die Anwendbarkeit und der Nutzen von FT-IR- und Raman-Sensorsystemen für die Inprozessanalytik einer Schmelzreaktion untersucht. Der Sensorkopf bei der in-situ FT-IR-Messung verfügte dabei im Gegensatz zu der im Abschnitt 3.1.4.3 beschriebenen Ramansonde nicht über ein am Düsenkopf des Extruders montierbares Gewinde. Für eine spätere Übertragbarkeit der Ergebnisse müssen folglich der fehlende Energieeintrag durch die Extruderschnecke und der fehlende Druck vor der Düsenplatte am Extruder berücksichtigt werden. Die Reaktion in der Schmelze wurde simuliert, indem eine äquimolare Mischung von Naproxen und EUDRAGIT® E PO in einem Becherglas auf einem Ölbad erwärmt wurde. Das Sensorsystem zeichnete während der Messung sowohl die Temperatur auf als auch IR-Spektren im Wellenzahlenbereich von 650-2800 cm^{-1}.

Die Beschaffenheit des Messinstruments führte zu einigen Besonderheiten während des Messablaufs. Die Intensität der Sensorsignale war unterhalb der Glasübergangstemperatur des Polymers nicht hinreichend für eine sinnvolle Auswertung der Spektren. Erst mit dem Anschmelzen der Pulvermischung ab 50°C erlaubte der bessere Kontakt der Mischung mit dem Sensorkopf eine sinnvolle Auswertung und Interpretation der Messergebnisse.

Die in Abschnitt 3.1.1.3 dargestellten DSC-Messungen zeigten beim ersten Aufheizen der äquimolaren physikalischen Mischung von Naproxen und EUDRAGIT® E PO einen für das Polymer charakteristischen Glasübergang bei ~53°C (Abbildung 5). Der normalerweise bei 156°C auftretende Schmelzpunkt von Naproxen war verbreitert und zu niedrigeren Temperaturen verschoben. Damit untersucht werden konnte, ob bei Temperaturen knapp oberhalb der Glasübergangstemperatur von EUDRAGIT® E PO bereits eine Säure-Base-Reaktion stattfindet, wurde für das Ölbad zunächst eine Temperatur von 70°C eingestellt. Über die Erhöhung der Temperatur des Ölbads sollte im weiteren Verlauf des Experiments die Temperatur der Pulvermischung bzw. Schmelze erhöht werden.

Abbildung 16 zeigt die Temperaturentwicklung der physikalischen Mischung, aufgenommen von der FT-IR-Sonde, d.h. direkt während der im Becherglas ablaufenden Bildung des Wirkstoff-Polyelektrolytkomplexes.

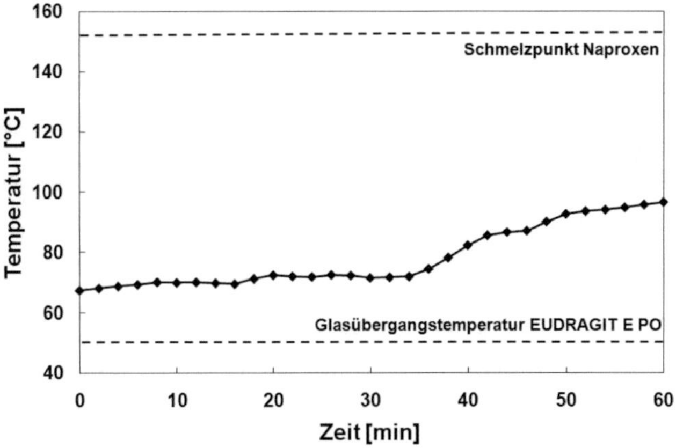

Abbildung 16: Temperaturmessung über die Dauer des Experimentes mittels FT-IR-Sensor; Becherglas mit äquimolarer physikalischer Mischung von Naproxen und EUDRAGIT® E PO im Ölbad erhitzt; gestrichelte Linien stellen die Glasübergangstemperatur des Polymers und den Schmelzpunkt des Wirkstoffes dar

Zeitlich korrelierend zu den Temperaturdaten sind in Abbildung 17 die Spektren der alle sechs Minuten aufeinanderfolgenden Messzeitpunkte dargestellt. Damit ein Vergleich der Spektren bei wechselnden Intensitäten möglich war, wurden diese mit Hilfe der Pearson-Methode normalisiert. Innerhalb der ersten 36 Minuten des Reaktionsverlaufs, in der die Temperatur in der Mischung nahezu konstant bei etwa 68°C gehalten wurde, kam es zu einer kontinuierlichen Intensitätsverminderung der asymmetrischen

Valenzschwingungsbande der Carboxylgruppe von Naproxen (1727 cm^{-1} – vgl. Abbildung 14). Gleichzeitig wurde die Intensität der Carboxylat-Bande bei 1606 cm^{-1} größer. Eine Säure-Base-Reaktion von Naproxen und EUDRAGIT® E PO fand folglich schon bei Temperaturen deutlich unterhalb des Schmelzpunktes des Wirkstoffes statt. Die Glasübergangstemperatur des Polymers war dabei als Grenztemperatur für die Interaktion von Bedeutung.

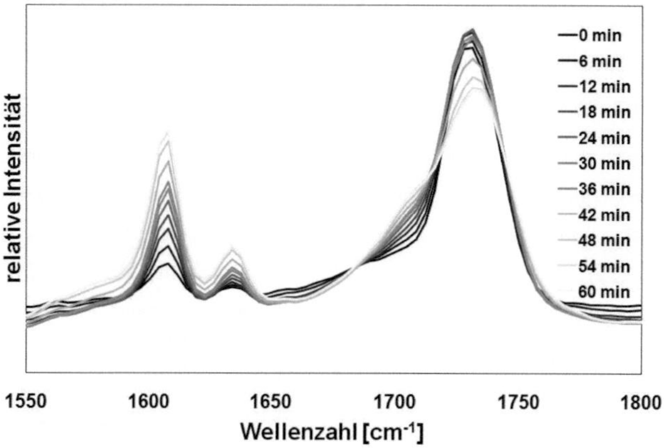

Abbildung 17: FT-IR-Spektren einer Schmelzreaktion von Naproxen und EUDRAGIT® E PO über 60 Minuten

Die Erhöhung der Reaktionstemperatur nach 36 Minuten wirkte sich im weiteren Verlauf in Form einer weiteren Beschleunigung der Reaktion aus. Diese spiegelte sich graphisch in einem deutlichen Intensitätsanstieg der Carboxylat-Valenzschwingungen wieder (Abbildung 17).

In-situ FT-IR-Messungen erwiesen sich als eine geeignete Methode für die Prozessverfolgung von Feststoffeigenschaften erwiesen haben. Mit einer Anpassung des Sensorkopfes und einem geeigneten Gewinde für einen Extruder wäre vermutlich auch die Inline-Prozessverfolgung während eines Extrusionsprozesses möglich und von Interesse.

3.1.4.3. Raman-Spektroskopie

Wie bereits in Abschnitt 3.1.3.2 erwähnt, werden Raman-Messungen seit kurzem im Bereich der Schmelzextrusion für die Verfolgung von Prozessverläufen genutzt. Zur genaueren Charakterisierung der Polyelektrolytkomplexbildung während des

Herstellungsprozesses (Schmelzextrusion) wurde auch in der vorliegenden Arbeit die Raman-Spektroskopie angewandt. Ziel der Raman-Untersuchungen war es, durch die Wahl von niedrigeren Temperaturen diskriminierende Verhältnisse in der Untersuchung der Komplexbildung während der Schmelzextrusion zu erzielen. Temperaturbereiche, bei denen das entstehende Extrudat noch nicht amorph ist und wo noch keine Säure-Base-Reaktion stattgefunden hat, sollten so identifiziert werden. Die Raman-Sonde war mit einem für die Düsenplatte des Extruders kompatiblen Gewinde ausgestattet und konnte anstelle des Druck- oder Temperatursensors eingesetzt werden. Die bei jeder Extrusionstemperatur gesammelten Proben wurden zusätzlich mit FT-IR und XRPD ausgewertet.

Analog zu den vorherigen Extrusionsversuchen wurde zunächst eine Schneckenkonfiguration mit fördernden und knetenden Elementen verwendet (Konfiguration I – Abbildung 18). Die jeweiligen Bestandteile der Konfiguration sind in Abschnitt 6.2.1.1 erläutert. Die Verweilzeit der Mischung im Extruder betrug dabei ca. 150 s. Gestartet wurde das Experiment bei einer Temperatur von 50°C bei allen Heizelementen.

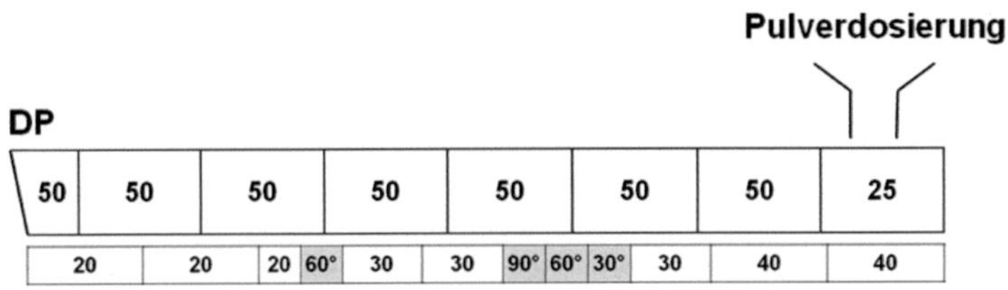

Abbildung 18: oben: Temperaturprofil der Extrudermodule bei Prozessbeobachtung mittels Inline-Raman-Messungen – unten: Schneckenkonfiguration I mit fördernden und knetenden Elementen (Erläuterung siehe 6.2.1.1)

Da es – wie in Abschnitt 3.1.2.1 beschrieben – bei der Starttemperatur von 50°C für alle Heizelemente zu einem zu hohen Druck vor der Düsenplatte gekommen wäre, wurde diese während der Versuchsreihe ausgebaut. Der Einfluss des sich vor der Düsenplatte aufbauenden Druckes auf den Prozess wurde folglich ausgeschlossen. Größere weißliche und klebrige Agglomerate wurden produziert.

Überraschenderweise war von Beginn an die für symmetrische Valenzschwingungen charakteristische Carboxylbande bei einer Raman-Verschiebung von 1680 cm^{-1} vollständig verschwunden (Abbildung 19). Röntgendiffraktometrische Messungen der am Ende der Schnecken gesammelten Proben bestätigten eine Amorphisierung des

Naproxens durch das Ausbleiben von kristallinen Beugungsmustern. FT-IR-Messungen wiesen das nahezu vollständige Fehlen von nicht-ionischen EUDRAGIT® E PO-Banden nach. Damit fand eine vollständige Amorphisierung und Säure-Base-Reaktion bereits bei 50°C ohne den sich vor der Düsenplatte aufbauenden Druck statt.

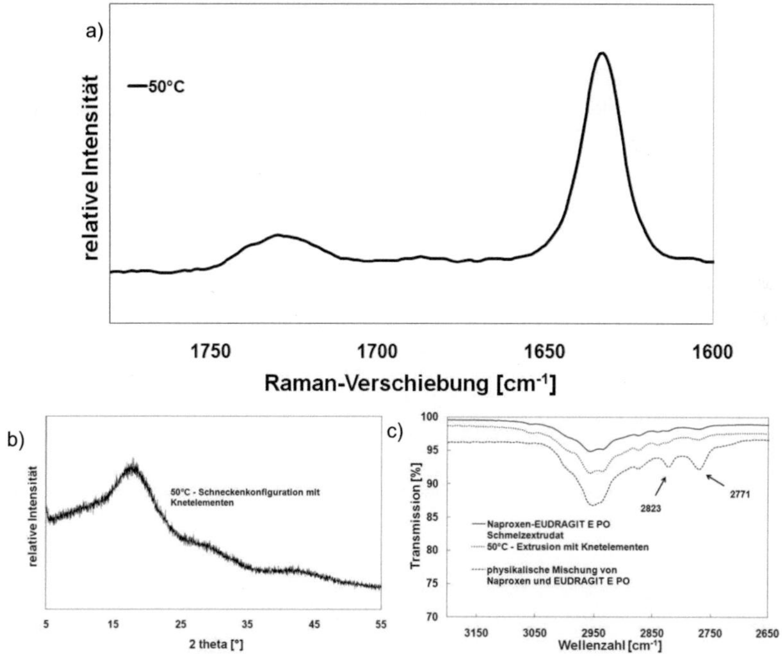

Abbildung 19: Raman-Spektrum (a), Röntgenbeugungsmuster (b), FT-IR-Spektren (c) der bei 50°C und einer Schneckenkonfiguration mit Knetelementen (Konfiguration I) extrudierten, äquimolaren Naproxen-EUDRAGIT® E PO-Mischung

Vorversuche im Kleinstmaßstab (DSC und Heiztischmikroskopie) zeigten, dass sich Naproxen über der Glasübergangstemperatur im erweichten Polymer löste (3.1.1.3). Bei der Prozessbeobachtung der Komplexbildung durch die Inline-Raman-Spektroskopie führte die Extrusion ohne Düsenplattenkopf bereits bei 50°C zu einer vollständigen Säure-Base-Reaktion zwischen Naproxen und EUDRAGIT® E PO. Bei den in Abschnitt 3.1.2.1 dargestellten Extrusionsversuchen musste dagegen die Temperatur der Heizelemente 4 und 5 auf 125°C erhöht werden, damit der Prozess bei einem geeigneten Druck an der Düsenplatte ablaufen konnte. Die erhöhten Temperaturen im

„normalen“ Schmelzextrusionsprozess waren somit lediglich notwendig für die Produktion von transparenten und strangförmigen Extrudaten.

Die Kumulation der Energieeinträge aus Temperatur (50°C) und knetender Schneckenkonfiguration stellte keine diskriminierenden Bedingungen für die Untersuchung der Polyelektrolytkomplexbildung dar. Eine weitere Extrusionsreihe wurde daraufhin mit veränderter Schneckenkonfiguration (nur fördernde Elemente) und bei 35°C startend durchgeführt (Abbildung 20). Durch eine weitere Minimierung des Energieeintrages sollte eine Differenzierung der Reaktion ermöglicht werden. Die Verweilzeit im Extruder wurde dabei auf ca. 40 s reduziert. Die Temperatur wurde kontinuierlich in Schritten von 5°C erhöht.

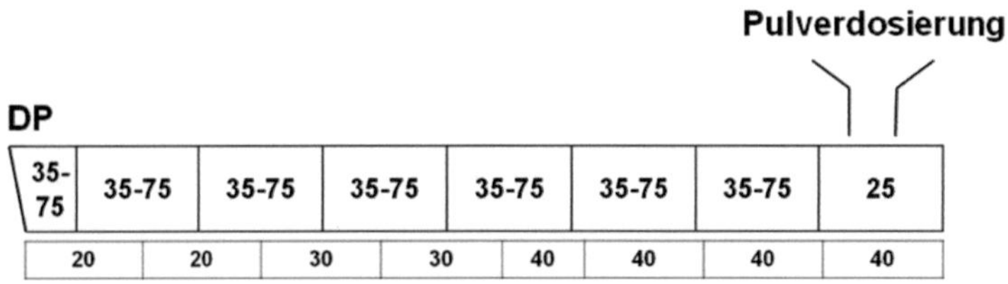

Abbildung 20: oben: Temperaturprofil der Extrudermodule bei Prozessbeobachtung mittels Inline-Raman-Messungen – unten: Schneckenkonfiguration II nur mit fördernden Elementen (Erläuterung siehe 6.2.1.1)

In Abbildung 21 sind die Ergebnisse der im Prozess aufgenommenen Raman-Spektren sowie die XRPD- und FT-IR-Untersuchungen der Extrudatproben dargestellt. An Hand der Beugungsmuster in der Röntgendiffraktometrie ließ sich dabei eine Grenztemperatur von 60°C definieren, ab der die granulierte Masse amorph vorlag. Ab dieser Temperatur waren auch die IR-Banden der nicht-protonierten Polymer-Aminogruppen sprunghaft reduziert (2771 und 2823 cm^{-1} – vgl. auch Abbildung 14). Die während des Prozesses aufgenommenen Raman-Spektren zeigten schon bei 55°C eine abrupte Verkleinerung der symmetrischen Carboxylgruppenschwingungen des Naproxens. Allerdings war die Bande selbst bei einer Temperatur von 75°C noch erkennbar. In Bezug auf den Reaktionsmechanismus in der Schmelze lässt sich ableiten, dass der Erhalt eines amorphen Systems von Naproxen und EUDRAGIT® E PO durch Extrusion mit der Schneckenkonfiguration I bei mindestens 60°C somit nicht mit einer vollständigen Säure-Base-Reaktion gleichzusetzen war.

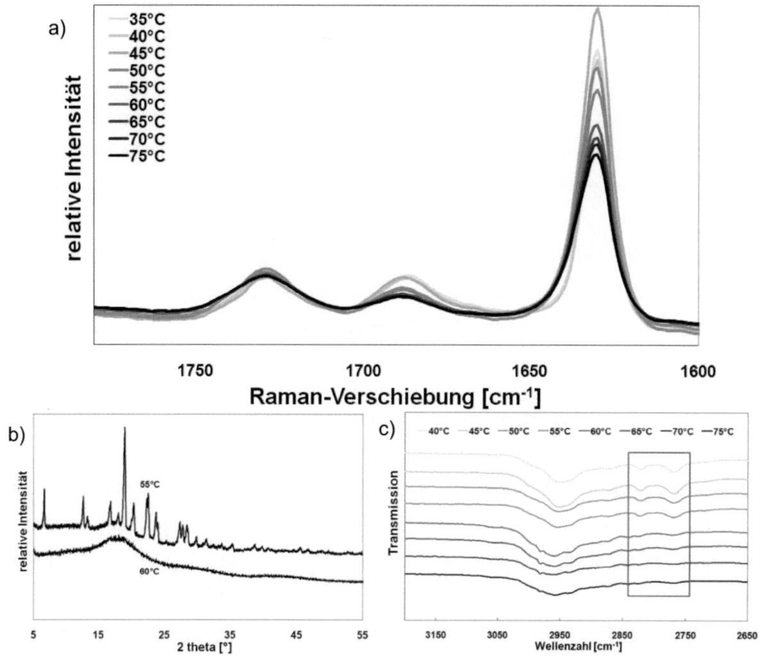

Abbildung 21: Raman-Spektren (a), Röntgenbeugungsmuster (b), FT-IR-Spektren (c) der mit einer Schneckenkonfiguration nur mit Förderelementen (Konfiguration II) extrudierten, äquimolaren Naproxen-EUDRAGIT® E PO-Mischung

In-situ Raman-Messungen boten die Möglichkeit, eine Säure-Base-Reaktion in der Schmelze während des Prozesses nachzuverfolgen. Der Einsatz von Knetelementen in der Schneckenkonfiguration ermöglichte die Umsetzung von Naproxen und EUDRAGIT® E PO bei Temperaturen knapp oberhalb der Glasübergangstemperatur des Polymethacrylates. Höhere Temperaturen waren ausschließlich notwendig, die Masse zu einem Strang zu formen und ein Intermediat, welches sich zur Weiterverarbeitung eignet, zu erhalten. Der Einsatz von fördernden Elementen führte zu einer Amorphisierung des Systems bei 60°C, die aber keine vollständige Säure-Base-Reaktion nach sich zog. Diese war auch bei 75°C noch nicht abgeschlossen. Als analytische Methode erwies sich die Raman-Spektroskopie im Vergleich zu den FT-IR-Messungen als genauer.

3.1.5. Thermoanalytische Untersuchungen

DSC-Messungen zeigten, dass sich ein äquimolarer Anteil Naproxen im erweichten Polymer EUDRAGIT® E PO löste und sich beim Abkühlen ein einphasiges, amorphes System bildete (Abschnitt 3.1.1.3). Sowohl mittels DSC als auch durch Gießen einer Schmelze in flüssigen Stickstoff konnte der amorphe Zustand von Naproxen als Reinstoff dagegen nicht charakterisiert werden. Die Substanz wies bei diesen Vorversuchen eine hohe Rekristallisierungstendenz auf, so dass Naproxen nicht in den amorphen Zustand überführt werden konnte. Allesø et al. (2009) gelang es jedoch durch *Quenchcooling* experimentell eine Glasübergangstemperatur von 6°C für Naproxen zu bestimmen.

Vorversuche zur Herstellung eines einphasigen amorphen Systems aus Wirkstoff und Polymer werden in der pharmazeutischen Industrie üblicherweise mit einer Wirkstoffkonzentration von höchstens 10% durchgeführt. In dieser Arbeit wurde eine Mischung aus 42% Naproxen und 58% EUDRAGIT® E PO eingesetzt. Dies entspricht einer äquimolaren Mischung der Carbonsäure bezogen auf das tertiäre Amin des Polymers. In einer stöchiometrischen Säure-Base-Reaktion kann ein Polyelektrolytkomplex gebildet werden, bei dem jede Säure-Gruppe des Naproxens mit jeweils einer basischen Aminogruppe von EUDRAGIT® E PO reagiert. Der instabile amorphe Zustand des Naproxens konnte – vermutlich auf Grund der elektrostatischen Wechselwirkungen der entgegengesetzt geladenen Moleküle – in ein einphasiges amorphes System überführt werden. Spektroskopische Verfahren lieferten keinen Hinweis auf Naproxen in der nicht-ionischen Form. Von Beladungsreaktionen bei Ionenaustauschern ist allerdings bekannt, dass es zu keiner vollständigen Beladung kommt (Helfferich 1995). Übertragen auf die in dieser Arbeit beobachtete Säure-Base-Reaktion wird vermutlich auch in diesem Fall ein unterhalb der Detektionsgrenze der spektroskopischen Verfahren befindlicher Restanteil der Carbonsäure im Extrudat vorliegen. Dieser freie Wirkstoffanteil in der äquimolaren Mischung kann dabei rekristallisieren.

Durch die folgenden differenzleistungskalorimetrischen Untersuchungen sollte eine Grenzkonzentration bestimmt werden, welche noch die Herstellung eines einphasigen amorphen Systems ermöglicht. Die Detektion einer einzigen Glasübergangstemperatur im Thermogramm ohne weitere thermische Effekte diente hierfür als Zielparameter. Anschließende Studien zur Lagerungsstabilität von Schmelzextrudaten in unterschiedlicher Zusammensetzung werden in Abschnitt 3.1.6 beschrieben.

In Abbildung 22 sind auf der linken Seite, ausgehend von Naproxen und EUDRAGIT® E PO als Reinstoffe, die Aufheizkurven von neun physikalischen Mischungen mit unterschiedlichen Wirkstoff-Polymer-Verhältnissen dargestellt. Das Diagramm auf der rechten Seite zeigt die entsprechenden Kurven für einen zweiten Aufheizvorgang, nachdem die Mischungen im Anschluss an das erste Aufheizen kontrolliert abgekühlt (20°C/min) wurden. Ein komplettes Durchschmelzen der Mischung wurde durch Erwärmen über den experimentell bestimmten Schmelzpunkt des Wirkstoffs (156°C) bis 180°C gewährleistet.

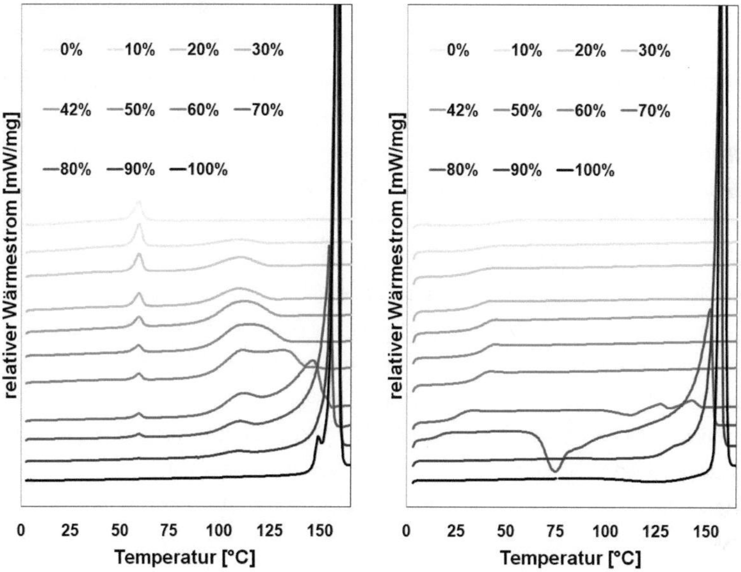

Abbildung 22: Erste (links) und zweite Aufheizkurve (rechts) physikalischer Mischungen von Naproxen (%-Anteil in Legende angegeben) und EUDRAGIT® E PO; Aufheizrate: 10°C/min

Für jede Mischung, unabhängig von der Arzneistoff-Konzentration, zeigte sich der charakteristische Polymer-Glasübergang bei einer Temperatur von etwa 53°C. Die relative Intensität des detektierten endothermen Wärmestromsignals nahm dabei mit fallender Konzentration proportional ab. Bei einer Temperatur von etwa 90°C begann sich der Wirkstoff im Polymer zu lösen – ab dieser Temperatur war ein breites endothermes Signal des kristallinen Feststoffs Naproxen zu erkennen. Mit steigender Naproxen-Konzentration in der Mischung wurde dieser Schmelzbereich breiter und zu höheren Temperaturen verschoben. Ab einem Anteil von 60% Naproxen in der Mischung konnte für diesen Bereich ein bimodaler Verlauf detektiert werden. Mit weiter steigender Naproxen-Konzentration näherte sich dieser bei höheren Temperaturen liegende Bereich immer mehr dem eigentlichen Naproxen-Schmelzpunkt von 156°C an.

Während des zweiten Aufheizvorganges der Mischungen bzw. der Reinstoffe zeigten die Proben bis zu einer Naproxen-Konzentration von 60% einen Glasübergang als jeweils einziges Wärmestromsignal in der DSC. Mit steigender Wirkstoffkonzentration verlief die Glasübergangstemperatur dabei nicht linear entsprechend der Gordon-Taylor-Gleichung, sondern zeigte ein Maximum beim äquimolaren Konzentrationsverhältnis zwischen Wirkstoff und den funktionellen Polymereinheiten (Abbildung 9). Dieser Effekt wird auf eine quantitative Interaktion der in der Schmelze gebildeten ionischen Bestandteile zurückgeführt. Die elektrostatischen Wechselwirkungen der entgegengesetzt geladenen Moleküle bedingen einen energetischen stabileren Zustand des einphasigen amorphen Systems, der sich in der erhöhten Glasübergangstemperatur (37°C) widerspiegelt (3.1.1.3). Beim zweiten Aufheizen der 70%-igen Mischung von Naproxen und EUDRAGIT® E PO traten nach einem Rekristallisationspeak mit exothermem Signal (112°C) zwei endotherme Peaks bei 127 und 142°C im Thermogramm auf. Das normalisierte Integral des Rekristallisationspeaks (-3,78 J/g) entsprach dabei in etwa der Summe der normalisierten Integrale der beiden endothermen Peaks (1,25 und 2,71 J/g). Die Glasübergangstemperatur dieser Mischung ist mit 25°C deutlich erniedrigt gegenüber der mit 60% Wirkstoff beladenen Mischung und allen niedriger beladenen Mischungen. Durch den beschleunigten Abkühlvorgang (20°C/min) zwischen dem ersten und dem zweiten Aufheizen konnte ein Teil des Naproxens kurzfristig im amorphen Zustand stabilisiert werden. Der überschüssige Anteil, der nicht in der Schmelze stabilisiert vorlag, kristallisierte möglicherweise bei Erreichen einer hinreichend niedrigen Viskosität ab etwa 110°C aus. Die zwei aufeinanderfolgenden Schmelzpeaks entsprachen dem bimodalen Verlauf, der auch beim ersten Aufheizvorgang erkennbar war.

Eine 80%-ige physikalische Mischung aus Naproxen und EUDRAGIT® E PO (Abbildung 23) zeigte in der Abkühlkurve ein exothermes Signal mit einem normalisierten Integral von -16 J/g. Für den Gesamtwirkstoffanteil wurde das normalisierte Integral beim ersten Aufheizen der Mischung bestimmt, das bei etwa 91 J/g lag. Während des Abkühlvorganges trat folglich Rekristallisation eines Teils des Wirkstoffes auf. Wie schon bei der 70%-igen Mischung wurde beim zweiten Aufheizen ein zusätzliches exothermes Signal (-37 J/g) detektiert, das auf weitere Rekristallisationsvorgänge schließen ließ. Das folgende Schmelzintegral korrelierte in seiner Intensität mit der Summe der beiden Rekristallisationspeaks (55 J/g). Eine quantitative Auswertung des durch das

EUDRAGIT® E PO stabilisierten Anteils wurde an dieser Stelle nicht durchgeführt. Durch die Breite der Schmelzpeaks konnten Peakanfang bzw. -ende nicht hinreichend genau für eine adäquate quantitative Analyse bestimmt werden.

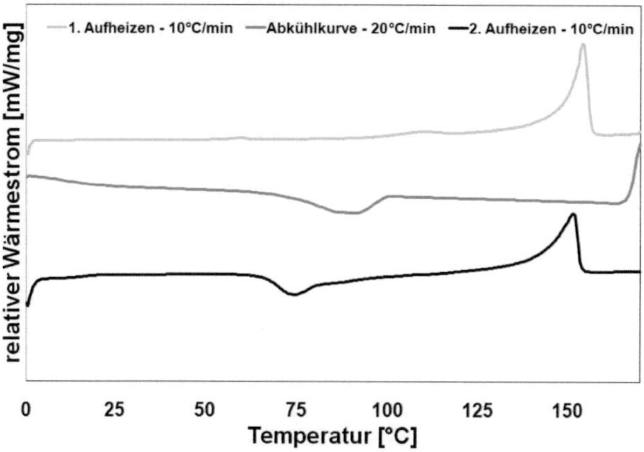

Abbildung 23: Erste und zweite Aufheizkurve (10°C/min) sowie Abkühlkurve (20°C/min) einer physikalischen Mischung von 80% Naproxen und 20% EUDRAGIT® E PO

Schmelzextrusionen weiterer Wirkstoff-Polymermischungen in unterschiedlichen Massenverhältnissen wurden ausgehend von der äquimolaren Mischung mit 42% Wirkstoff- und 58% Polymeranteil durchgeführt. Diese enthielten 30 bis 60% Naproxen. Die Temperaturprofile für die Extrusion wurden – basierend auf dem für die äquimolare Mischung genutzten Profil – jeweils angepasst und sind in Abschnitt 6.2.1.1 dargestellt.

Die erhaltenen Extrudatstränge wurden gemahlen und anschließend in Siebfraktionen eingeteilt (Abschnitt 6.2.1.3). Analog zu den bisher dargestellten Ergebnissen der Extrudate mit äquimolarer Wirkstoff-Polymer-Konzentration wurden für die folgenden Versuche die 355-500 µm Siebfraktionen eingesetzt.

Alle Extrudate waren optisch transparent – eine Amorphisierung des Wirkstoffes konnte somit vermutet werden (Forster et al. 2001a). DSC- und XRPD-Messungen wurden durchgeführt, um die Anzahl der Phasen des gebildeten Systems auszuwerten. Die Analyse der Thermogramme bestätigte eine vollständige Amorphisierung für die gemahlenen Extrudate bis 50% Wirkstoffbeladung mit einem Glasübergang (Abbildung 24). Das Extrudat mit 60% Naproxen zeigte bei ca. 115°C einen bei wiederholten Messungen reproduzierbaren, jedoch erst bei vergrößerter Darstellung erkennbaren Schmelzbereich auf. Beim zweiten Aufheizen dieser Mischung war dieser nicht mehr vorhanden. Im Gegensatz zu den in der DSC im Milligramm-Bereich durchgeführten Untersuchungen wurde unter den gewählten Extrusionsbedingungen im Gramm-Maßstab keine vollständige Amorphisierung beobachtet.

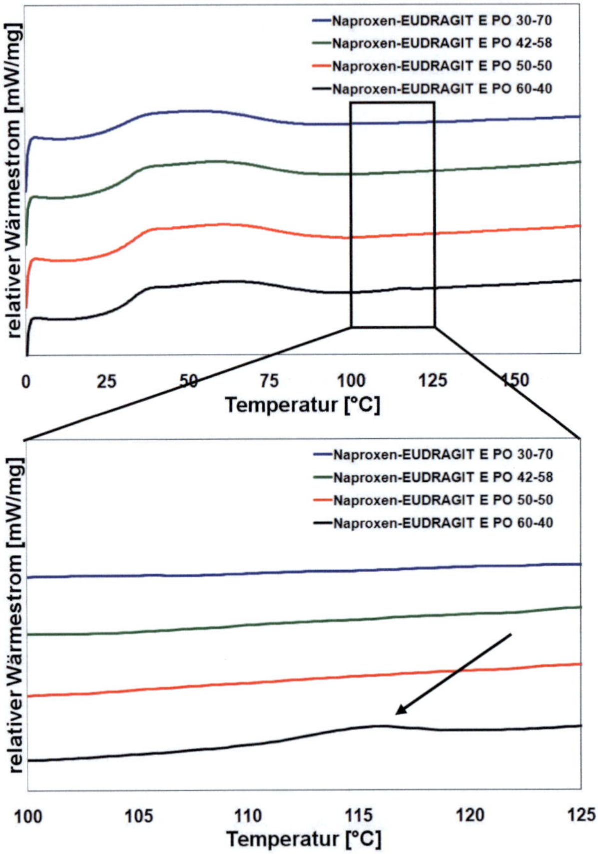

Abbildung 24: DSC Aufheizkurven von Naproxen-EUDRAGIT® E PO-Schmelzextrudaten bei unterschiedlichen Mischungsverhältnissen; Aufheizrate: 10°C/min

Zur Überprüfung der Anwesenheit des kristallinen Restanteils wurden XRPD-Messungen der gemahlenen Extrudate durchgeführt (Abbildung 25). Hierbei zeigte keine der Mischungen die für kristalline Substanzen charakteristischen Röntgenbeugungssignale.

Der in der DSC detektierte kristalline Anteil im Naproxen-EUDRAGIT® E PO-Extrudat mit einem Massenverhältnis von 60-40 schien somit unterhalb der Detektionsgrenze des Röntgendiffraktometers zu liegen.

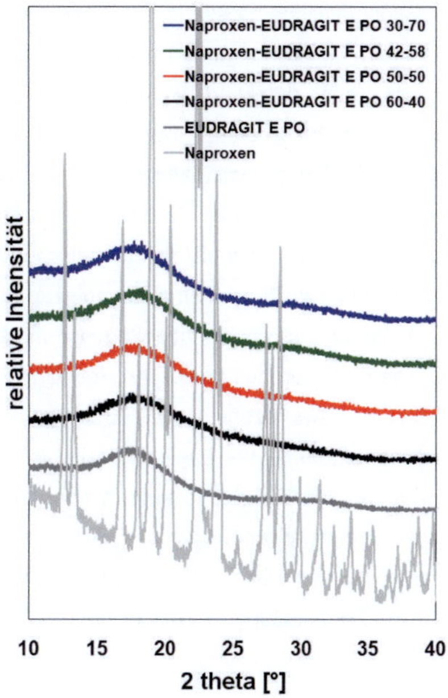

Abbildung 25: Röntgenbeugungsmuster von Naproxen, EUDRAGIT® E PO und den gemahlenen Naproxen-EUDRAGIT® E PO-Schmelzextrudaten in verschiedenen Mischungsverhältnissen

Anschließende Lagerungsversuche (Abschnitt 3.1.6) sollten die Stabilität der einphasigen amorphen Systeme und das Rekristallisierungsausmaß von Naproxen genauer beleuchten.

3.1.6. Lagerstabilität der Naproxen-EUDRAGIT® E PO-Extrudate

Durch differenzleistungskalorimetrische Messungen binärer physikalischer Mischungen von Naproxen und EUDRAGIT® E PO konnte ein einphasiges amorphes System bis zu einem Wirkstoffgehalt von 60% detektiert werden. Die in dieser Konzentration hergestellten Extrudate zeigten beim ersten Aufheizen in der DSC einen kleinen kristallinen Restanteil, der in der Röntgendiffraktometrie unterhalb der Nachweisgrenze lag. Die besondere Stabilität der Extrudate trotz ihrer niedrigen Glasübergangstemperatur (37°C) wurde auf die elektrostatischen Wechselwirkungen der entgegengesetzt geladenen Ionen im Polyelektrolytkomplex zurückgeführt. Bei den 50 bzw. 60% Naproxen enthaltenen Extrudaten überwog der molare Anteil an Wirkstoff gegenüber den funktionellen Einheiten des basischen Polymers EUDRAGIT® E PO. Auf Grund der hohen Neigung des Naproxens in den kristallinen Zustand überzugehen wurde vermutet, dass diese Extrudate bei Lagerung teilweise Rekristallisationen des Wirkstoffes aufweisen würden. Das Ziel der folgenden Lagerungsversuche war somit, bei erhöhter Temperatur und relativer Feuchte („Stressbedingungen"), eventuelle Rekristallisationsprozesse des Wirkstoffs zu provozieren und die verschiedenen Naproxen-EUDRAGIT® E PO-Formulierungen hinsichtlich ihrer Stabilität voneinander zu differenzieren.

Die Lagerungsversuche wurden gemäß den Richtlinien (*guidelines*) der *„International Conference on Harmonisation of Technical Requirements for Registration of Pharmaceuticals for Human Use"* (ICH) durchgeführt. Die Richtlinie Q1A (R2) behandelt Stabilitätsprüfungen von neuen Wirkstoffen und Produkten für die Klimazonen I und II (ICH 2003; Walz und Knauf 2008). Bei den untersuchten gemahlenen Extrudaten handelte es sich im Rahmen der Arzneiformenentwicklung um ein Intermediat. Die Weiterverarbeitung zu Tabletten mit anschließenden exemplarischen Stabilitätsprüfungen wird in Abschnitt 3.2 diskutiert.

In der ICH-Richtlinie sind für den allgemeinen Fall drei Lagerungsbedingungen genannt: *long-term*, *intermediate* und *accelerated conditions* (Tabelle 4).

Tabelle 4: Allgemeine Lagerbedingungen nach der ICH-Richtlinie Q1a (R2)

	Lagerbedingungen	minimale Dauer
long-term conditions	25°C±2°C / 60% rF±5% rF oder 30°C±2°C / 65% rF±5% rF	12 Monate
intermediate conditions	30°C±2°C / 65% rF±5% rF	6 Monate
accelerated conditions	40°C±2°C / 75% rF±5% rF	6 Monate

Mit etwa 35°C wiesen die Extrudate mit Bezug auf übliche Lagerungsbedingungen niedrige Glasübergangstemperaturen auf. Nach der allgemeinen Regel, dass einphasige amorphe Systeme 50°C unterhalb der Glasübergangstemperatur gelagert werden sollten (Hancock und Zografi 1997), müssten die Extrudate bei -15°C gelagert werden. Die Proben wurden dennoch unter *long-term* (25°C) und *intermediate conditions* (30°C) in HDPE-Gefäßen (*high density polyethylen*) mit einem Trockenmittel (TM) untersucht. Der Einfluss der Luftfeuchtigkeit auf die Stabilität der einphasigen amorphen Systeme wurde exemplarisch für die Charge der äquimolaren Naproxen-EUDRAGIT® E PO-Extrudate analysiert. Dafür wurden HDPE-Gefäße ohne Trockenmittel eingesetzt. Untersuchungen unter *accelerated conditions* wurden zunächst nicht durchgeführt, da in diesem Fall die Lagerungstemperatur (40°C) über der Glasübergangstemperatur der Proben (35°C) gelegen hätte.

In Abbildung 26 sind die Röntgenbeugungsmuster der nach 12 Monaten (*long-term*) bzw. 6 Monaten (*intermediate*) analysierten, eingelagerten Extrudate dargestellt. Bei keiner der Proben traten Röntgenreflexe von kristallinem Naproxen auf. Trotz der hohen Rekristallisationstendenz des Arzneistoffes Naproxen, der mit 60% Massenanteil im Extrudat im Überschuss bezogen auf die Säure-Gruppe im Vergleich zum Amin vorlag, waren sowohl unter *long-term* als auch *intermediate conditions* ausschließlich amorphe Signale (Halos) zu erkennen.

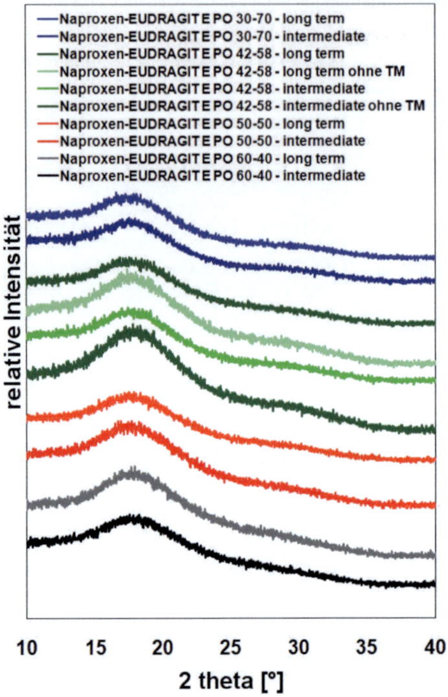

Abbildung 26: Röntgenbeugungsmuster von gemahlenen Naproxen-EUDRAGIT® E PO-Schmelzextrudaten bei diversen Lagerungsbedingungen

In exemplarisch durchgeführten DSC-Messungen wurden bei keiner der Proben (bis 50% Wirkstoffanteil) Anzeichen von Rekristallisierung detektiert. Nur bei dem Naproxen-EUDRAGIT® E PO 60-40 Extrudat wurden analog zu Abschnitt 3.1.5 von der Intensität vergleichbare endotherme Signale bei etwa 115°C festgestellt (vgl. Abbildung 24).

Abbildung 27 zeigt das Ergebnis differenzleistungskalorimetrischer Messungen von drei bei unterschiedlichen Bedingungen gelagerten, gemahlenen Naproxen-EUDRAGIT® E PO-Extrudaten mit einem Massenverhältnis von 42-58. Dargestellt sind die Ergebnisse der 12 Monate unter *long-term* bzw. *intermediate conditions* gelagerten Proben ohne (*long-term und intermediate conditions*) bzw. mit (*intermediate conditions*) Trockenmittel.

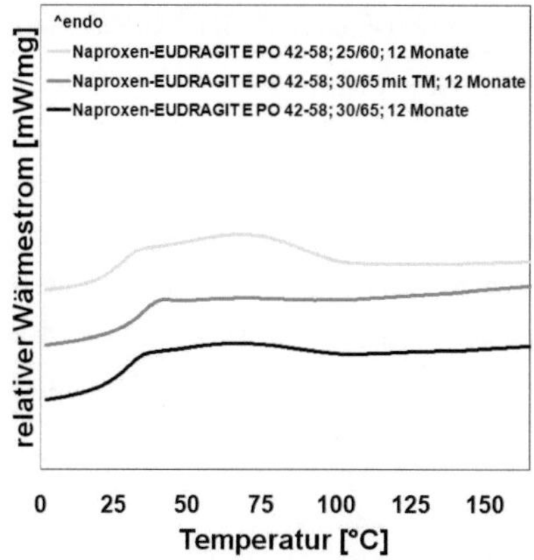

Abbildung 27: Erste Aufheizkurven exemplarischer Proben zur Stabilitätsuntersuchung gemahlener, äquimolarer Naproxen-EUDRAGIT® E PO-Schmelzextrudate (355-500 µm Siebfraktion); Aufheizrate: 10°C/min

Der Wassergehalt der Proben ohne Trockenmittel betrug 1,1 bzw. 1,2% (Karl-Fischer-Messungen) gegenüber 0,3% bei dem mit Trockenmittel eingelagerten, gemahlenen Extrudat. Durch die weichmachende Wirkung des Wassers waren die Glasübergangstemperaturen der ohne Trockenmittel gelagerten Proben mit ca. 25°C erniedrigt und wiesen ein breites endothermes Signal mit einem Maximum um 80°C („Wasserbauch“) in der DSC auf. Bei keiner der Proben war allerdings ein endothermes Schmelzsignal über 100°C erkennbar, das auf eine Rekristallisation des Wirkstoffes schließen lassen konnte.

Die Naproxen-EUDRAGIT® E PO-Extrudate zeigten bei Wirkstoffanteilen von 30 bis 60% eine hohe Stabilität gegenüber Temperatur und relativer Luftfeuchte. Die in den vorherigen Abschnitten beschriebene ionische Interaktion zwischen Wirkstoff und Polymer führte zum Erhalt des amorphen Zustandes. Trotz eines molaren Überschusses der Carbonsäuregruppe des zur schnellen Rekristallisation neigenden Naproxen waren die Schmelzextrudate dennoch unter den üblichen Lagerungsbedingungen der ICH stabil.

3.1.7. Naproxen-EUDRAGIT® E PO-Komplexe in wässrigen Medien

Mittels der Charakterisierung der Feststoffeigenschaften wurde belegt, dass sich aus der äquimolaren Mischung von Naproxen und EUDRAGIT® E PO Polyelektrolytkomplexe herstellen ließen. Während der Schmelzextrusion kam es zu einer Säure-Base-Reaktion, die zur Komplexbildung aus anionischem Wirkstoff und kationischem Polymer führte. Die Untersuchungen auf Lagerstabilität (Abschnitt 3.1.6) führten zu der Erkenntnis, dass die resultierende ionische Wechselwirkung – trotz einer niedrigen Glasübergangstemperatur – eine außergewöhnlich hohe Stabilität des Komplexes bewirkte.

Bezogen auf das in Abbildung 3 dargestellte Grundkonzept dieser Arbeit stellte sich die weitergehende Frage, ob die Arzneistofffreisetzung des gebildeten Komplexes durch die Zugabe von pH-neutralen Elektrolyten gezielt gesteuert werden kann. Im Idealfall würden die gegensätzlich geladenen Ionen vollständig miteinander interagieren. Der gebildete Polyelektrolytkomplex wäre dadurch ein zum umgebenden Medium hin ungeladenes System. Die Stabilität dieser ionischen Interaktion und deren Einflussgrößen soll genauer untersucht werden. Daher wurden die Freisetzungsuntersuchungen zunächst in demineralisiertem Wasser durchgeführt. Verschiedene Elektrolyte wurden in unterschiedlichen Konzentrationen und zu unterschiedlichen Zeitpunkten eingesetzt und das Freisetzungsverhalten der Polyelektrolytkomplexe untersucht.

3.1.7.1. Elektrolyt-gesteuerte Wirkstoff-Freigabe

Die Freisetzungsuntersuchungen wurden bewusst nahe an der Sättigungslöslichkeit des Wirkstoffes durchgeführt (non-sink-Bedingungen), damit eine Differenzierung unter diskriminierenden Bedingungen erfolgen konnte. In der pharmazeutischen Industrie werden diese Bedingungen insbesondere bei glasartigen festen Lösungen gewählt. Als Sättigungslöslichkeit für Naproxen in demineralisiertem Wasser bei 37°C wurden 65 mg/L experimentell bestimmt.

Abbildung 28 vergleicht die Freisetzungsprofile des Reinstoffs Naproxen mit der 355-500 µm Siebfraktion der gemahlenen Naproxen-EUDRAGIT® E PO-Extrudate und der physikalischen Mischung der Ausgangsstoffe. Während mehr als 80% des schwerlöslichen Wirkstoffes innerhalb von 60 Minuten gelöst vorlagen, wurde unter den gleichen Bedingungen weniger als 10% Naproxen aus den gemahlenen Extrudaten freigesetzt. Obwohl die gut lösliche ionische Form des Naproxens während der Schmelzextrusion gebildet wurde, führten die Wechselwirkungen zwischen Wirkstoff und Polymer dazu, dass die Freisetzung im Vergleich zum reinen Wirkstoff deutlich herabgesetzt war. Die Zugabe von Natriumchlorid (NaCl) entsprechend einer 0,15 molaren Lösung nach 60 Minuten führte zu einem deutlichen Anstieg der freigesetzten Wirkstoffmenge. Die Stabilität des Polyelektrolytkomplexes in demineralisiertem Wasser wurde demnach gezielt durch Elektrolyte beeinflusst und damit die Wirkstofffreigabe ausgelöst.

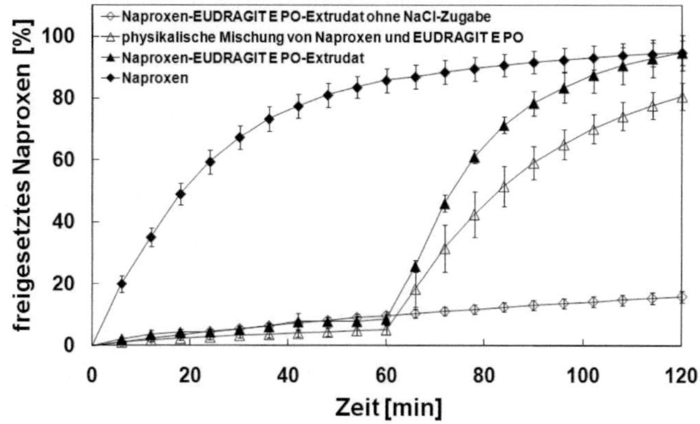

Abbildung 28: Wirkstofffreisetzung von Naproxen, dem Naproxen-EUDRAGIT® E PO-Schmelzextrudat (355-500 µm Fraktion) und der physikalischen Mischung von Naproxen und EUDRAGIT® E PO; 50 mg Wirkstoff; 1000 ml demineralisiertes Wasser + 0,001% Polysorbat 20; Zugabe von 8,77 g NaCl nach 60 min (entsprechend einer 0,15 M Lösung); 272 nm; MW ± s, n = 5

Ein vergleichbarer Effekt trat überraschenderweise bei der physikalischen Mischung von Naproxen und EUDRAGIT® E PO auf. Auch hier war die Wirkstofffreisetzung zunächst reduziert. Durch Elektrolytzugabe erfolgte ein „Burst“-Effekt, der allerdings weniger ausgeprägt und mit höheren Standardabweichungen im Vergleich zum Schmelzextrudat auftrat. Dieser Effekt könnte eine „in-situ Polyelektrolytinteraktion“ (Bhise et al. 2007) darstellen. An den Grenzflächen der Polymermoleküle scheint es in demineralisiertem Wasser zu einer Interaktion mit den Wirkstoffmolekülen zu kommen. Im Mikromilieu der Grenzflächen könnten Wechselwirkungen der sauren Wirkstoffgruppen mit dem basischen Polymer auftreten, die die Freisetzung des Wirkstoffes verlangsamen. Dieser Effekt ist auf Grund der schlechten Benetzung der physikalischen Mischung sogar noch stärker ausgeprägt im Vergleich zum gemahlenen Extrudat. Die Salzzugabe induziert dann eine Verdrängungsreaktion der Wirkstoffmoleküle von den Grenzflächen, die von ihrer Intensität her nicht so stark ausgeprägt ist.

Zusätzlich zu den spektroskopischen Verfahren konnte durch Freisetzungsuntersuchungen deutlich oberhalb der Sättigungslöslichkeit von Naproxen ein weiterer Nachweis für eine Säure-Base-Reaktion während der Schmelzextrusion geliefert werden. 500 mg Naproxen und eine äquivalente Menge Naproxen-Natrium wurden als Vergleichssubstanzen zum Naproxen-EUDRAGIT® E PO-Polyelektrolytkomplex eingesetzt (Abbildung 29). Die Freisetzungsuntersuchung orientierte sich damit an Marktprodukten mit der höchsten verarbeiteten Naproxen-Konzentration.

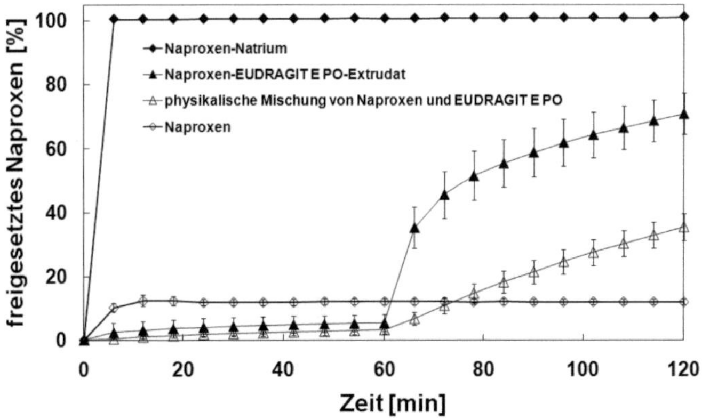

Abbildung 29: Wirkstofffreisetzung von Naproxen-Natrium, Naproxen, dem Naproxen-EUDRAGIT® E PO-Schmelzextrudat (355-500 µm Fraktion) und der physikalischen Mischung von Naproxen und EUDRAGIT® E PO; 500 mg Wirkstoff; 1000 ml demineralisiertes Wasser + 0,001% Polysorbat 20; Zugabe von 8,77 g NaCl nach 60 min (entsprechend einer 0,15 M Lösung); 272 nm; MW ± s, n = 5

Von dem reinen Wirkstoff Naproxen wurden nur etwa 10% gelöst. Dies entsprach der experimentell bestimmten Sättigungslöslichkeit von ~65 mg/L. Das Natrium-Salz des Naproxens löste sich unter den Bedingungen sofort vollständig. Vergleichbar mit den in Abbildung 28 dargestellten Ergebnissen zeigte sich, dass der Polyelektrolytkomplex eine niedrigere Freisetzungsgeschwindigkeit und geringere Löslichkeit als der reine Wirkstoff aufwies. Durch die Zugabe von NaCl nach 60 Minuten kam es zu einem sprunghaften Freisetzungsanstieg. Die Sättigungslöslichkeit der Säureform wurde überschritten und näherte sich der Konzentration des freigesetzten Naproxen-Natrium an.

Zwei Haupteffekte ließen sich aus den bisher dargestellten Untersuchungen in demineralisiertem Wasser ableiten: Auf der einen Seite erwies sich die ionische Interaktion innerhalb des Komplexes als so stabil, dass die Freisetzung im Vergleich zur nahezu unlöslichen Säureform nochmals reduziert war; auf der anderen Seite entsprach – ausgelöst durch die Elektrolytzugabe – das Freisetzungsprofil der Salzform, obwohl die Säureform als Ausgangsmaterial eingesetzt wurde.

3.1.7.2. Einfluss der Elektrolytkonzentration auf die Komplexstabilität

Der Einfluss der Elektrolytkonzentration auf die Stabilität des Komplexes wurde untersucht, indem Freisetzungen bei unterschiedlichen NaCl-Konzentrationen durchgeführt wurden. Die freigesetzte Menge Naproxen [%] nach 30 Minuten ist gegen die logarithmisch aufgetragene molare NaCl-Menge dargestellt (Abbildung 30).

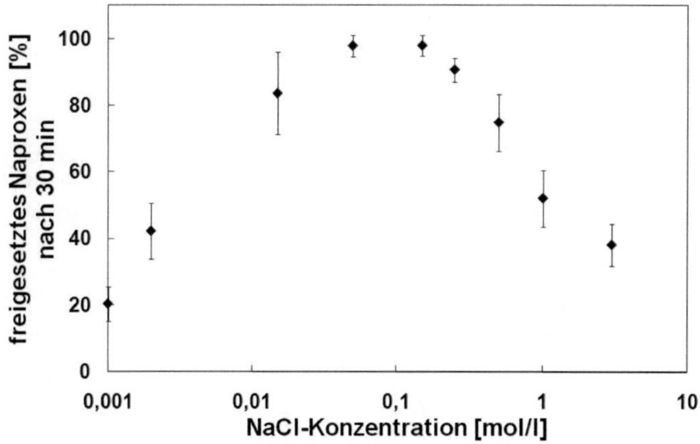

Abbildung 30: Wirkstofffreisetzung aus dem Naproxen-EUDRAGIT® E PO-Schmelzextrudat (355-500 µm Fraktion); 50 mg Wirkstoff; 1000 ml demineralisiertes Wasser + 0,001% Polysorbat 20; NaCl-Konzentration zu Freisetzungsbeginn entsprechend der x-Achse; 272 nm; MW ± s, n = 5

Die ansteigende Elektrolytkonzentration bis zu 0,1 molaren Lösungen führte zu einer beschleunigten Wirkstofffreisetzung. Dieses Ergebnis belegt die in Abschnitt 3.1.7.1 dargestellte Vermutung, dass Elektrolyt-Ionen die Komplexstabilität beeinflussen. Je mehr Ionen dabei zur Verfügung stehen, desto schneller läuft dieser Prozess ab.

Dieser Effekt kehrte sich bei weiter ansteigender Ionenkonzentration ins Gegenteil um. Ab 0,5 molaren Lösungen war die Wirkstofffreisetzung deutlich verlangsamt. Diese Beobachtung könnte einerseits auf eine verminderte Aktivität der Ionen im elektrolytreichen Medium zurückgeführt werden. Die Kinetik, mit der der Wirkstoff von den Kontaktstellen des Polyelektrolyten EUDRAGIT® E PO verdrängt wurde, könnte somit verlangsamt sein. Andererseits handelt es sich bei NaCl um einen Strukturbildner, der zu einem Aussalzeffekt des Polyelektrolytkomplexes führen könnte

Im Folgenden werden die in Abbildung 30 dargestellten Ergebnisse bei unterschiedlichen Elektrolytkonzentrationen in das physiologisch vorkommende Milieu eingeordnet. Im Magen-Darm-System liegen abhängig vom Füllungszustand diverse Ionen in unterschiedlicher Konzentration vor. In einer Studie von Lindahl et al. (1997) über die Zusammensetzung der Magen- und Darmmedien von 24 Probanden (12 Männer, 12 Frauen) nach 10-stündiger Nahrungskarenz über Nacht wurden u.a. die Osmolalität und die Konzentration der in höchster Menge vorkommenden Ionen bestimmt. Die Werte sind in Tabelle 5 ebenso wie die von Mahe et al. (1992) ermittelten Daten dargestellt.

Tabelle 5: Osmolalität und Konzentration verschiedener Ionen im Magen-Darm System (nüchtern); entnommen von Lindahl et al. und Mahe et al.

	Ventrikel n=36 (Lindahl et al.)	**Jejunum n=37 (Lindahl et al.)**	**Jejunum n=7 (Mahe et al.)**
Osmolalität (mOsmol/kg)	191±36	271±15	263±18
Na^+ (mmol/l)	68±28	142±13	107±19
K^+ (mmol/l)	13,4±3,0	5,4±2,1	6,2±1,8
Cl^- (mmol/l)	102±28	126±19	103±17

Der Maximaleffekt der Beschleunigung der Wirkstofffreisetzung trat bei einer NaCl-Konzentration von ungefähr 0,05 bis 0,15 mol/L auf, also bei etwa 150 bis 300 mOsmol/kg (vgl. Abbildung 30). Das entspricht in etwa den im Magen-Darm-System grundsätzlich vorliegenden Osmolalitäten. Die Ionen mit den höchsten Konzentrationen sind Natrium und Kalium. Der Einfluss der einzelnen Ionen auf den freisetzungssteuernden Effekt wird in Abschnitt 3.1.7.4 detailliert untersucht und daher an dieser Stelle noch nicht bewertet.

Für die Entwicklung fester Arzneiformen auf Grundlage dieses Konzeptes ließ sich schlussfolgernd aus diesem Abschnitt festhalten, dass bereits kleinste, deutlich unterhalb der physiologischen Ionenkonzentration liegende Elektrolytmengen die Komplexstabilität beeinflussen.

3.1.7.3. Maßgeschneiderte Freisetzungsprofile

Kleinebudde stellte die Bedeutung der Schmelzextrusion für die gezielte Freisetzung von Wirkstoffen heraus (2011). Durch eine geeignete Auswahl der Hilfsstoffe und die Wahl der Prozessbedingungen lässt sich einerseits die Wirkstofffreisetzung gut löslicher Arzneistoffe der BCS Klasse I modifizieren. Andererseits lässt sich analog die Geschwindigkeit der Freisetzung und damit die Bioverfügbarkeit schwer löslicher Arzneistoffe (insbesondere der BCS Klasse II) mit Hilfe der Schmelzextrusion beschleunigen.

Die beiden vorangehenden Abschnitte führten zu der Schlussfolgerung, dass unterschiedliche NaCl-Konzentrationen einen unterschiedlichen Effekt auf die Naproxen-EUDRAGIT® E PO-Komplexstabilität haben. Weiterhin konnte die Wirkstofffreigabe über die gezielte Zugabe von NaCl zeitlich gesteuert werden. Basierend auf diesen Erkenntnissen ließen sich die verschiedenen Arten der Freisetzung durch zeit- und konzentrationsabhängige Elektrolytzugabe in demineralisiertem Wasser als Modellsystem darstellen (Abbildung 31).

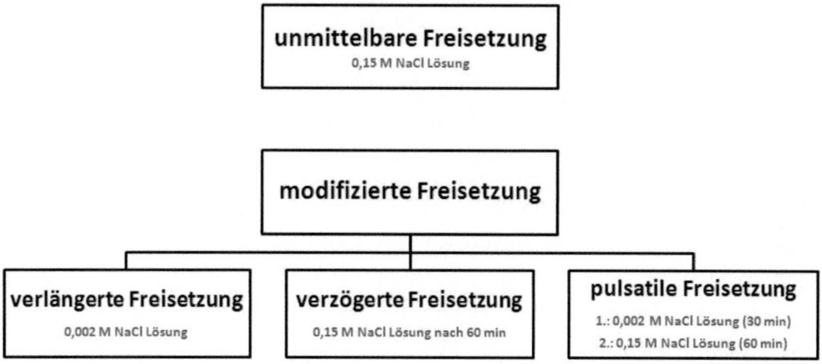

Abbildung 31: Übersicht der im Europäischen Arzneibuch aufgeführten Freisetzungscharakteristika bezogen auf die in dieser Arbeit hergestellten Polyelektrolytkomplexe; in rot ist die Zeit- und Mengen-abhängige Zugabe von NaCl zur Erzielung der Profile dargestellt

Eine unveränderte, unmittelbare Freisetzung von Naproxen aus dem Polyelektrolytkomplex wurde nach Zugabe von 8,77 g NaCl zu Freisetzungsbeginn – entsprechend einer 0,15 M NaCl-Lösung – beobachtet (Abbildung 32).

Arzneiformen mit veränderter Wirkstofffreisetzung werden im Europäischen Arzneibuch in drei Untergruppen eingeteilt: Arzneiformen mit verzögerter, verlängerter und pulsatiler

Freisetzung. Eine verzögert einsetzende Freisetzung konnte, analog zur unmittelbaren Freisetzung, durch Zugabe von 8,77 g NaCl nach 60 Minuten erzielt werden. Eine 0,002 M NaCl-Lösung reichte aus (Abschnitt 3.1.7.2), eine verlängerte Freisetzung zu erzeugen. Die Verknüpfung zweier Elektrolytzugaben in unterschiedlicher Konzentration nach 30 und 60 Minuten führte zu einem pulsatilen Freisetzungsprofil.

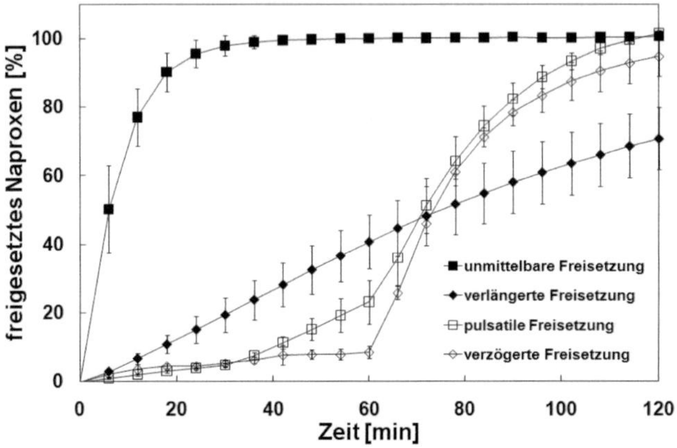

Abbildung 32: Wirkstofffreisetzung aus dem Naproxen-EUDRAGIT® E PO-Schmelzextrudat (355-500 µm Fraktion); 50 mg Wirkstoff; 1000 ml demineralisiertes Wasser + 0,001% Polysorbat 20; zeitliche und quantitative Variation der Elektrolytzugabe (siehe Text); MW ± s, n = 5

Maßgeschneiderte Freisetzungsprofile ließen sich für die Poylelektrolytkomplexe generieren. Die in demineralisiertem Wasser gewonnen Erkenntnisse zur Freisetzungssteuerung sind nicht auf in-vivo-Verhältnisse übertragbar. Sie lieferten allerdings Hinweise auf die Steuerung der Arzneistofffreisetzung in einem elektrolytarmen Mikromilieu.

3.1.7.4. Einfluss verschiedener Elektrolyte auf die Komplexstabilität

Naproxen zeigt auf Grund seiner chemischen Struktur eine pH-abhängige Löslichkeit. Die Carboxylgruppe ist durch einen pK_s-Wert von 4,1 gekennzeichnet und stellt damit eine mittelstarke Säure dar.

Entsprechend der Henderson-Hasselbalch-Gleichung, die das Dissoziationsverhalten von Puffersystemen bestehend aus schwacher Säure und Base beschreibt, liegen bei einem pH-Wert von 4,1 die Molekülionen zu 50% ionisch und zu 50% nicht-ionisch vor. Durch Verschiebung des pH-Wertes zu höheren Werten nimmt der Anteil der ionischen, gut löslichen Carboxylatform zu (bei pH 5,1 ~90%). Eine Veränderung des pH-Wertes durch den Zusatz von basischen Elektrolyten würde das Mikromilieu zu höheren pH-Werten verschieben und damit zu einer besseren Löslichkeit führen. In der vorliegenden Arbeit wurde im Gegensatz zu diversen in der Einleitung beschriebenen Literaturquellen die Zugabe von pH-neutralen Elektrolyten untersucht, d.h. Salzen, die den pH-Wert nicht direkt nach ihrer Dissoziation beeinflussen. Unterschiedliche Alkalihalogenide wurden in Hinblick auf ihren Einfluss auf die Komplexstabilität analysiert. Damit der Einfluss von weiteren Interaktionen (z.B. Komplexierungen) mit dem Polymer ausgeschlossen werden konnte, wurden Elektrolyte mit höherer Ladung nicht untersucht.

Abbildung 33 zeigt eine auf die Hauptgruppen reduzierte Version des Periodensystems der Elemente. Farbig hervorgehoben sind sechs Elemente der ersten bzw. siebten Hauptgruppe. Der Einfluss unterschiedlicher Elektrolyte auf die Komplexstabilität wurde durch eine Zusammenstellung von sieben Alkalihalogeniden aus den hervorgehobenen Elementen analysiert.

	I	II	III	IV	V	VI	VII	VIII
1	H							He
2	Li	Be	B	C	N	O	F	Ne
3	**Na**	Mg	Al	Si	P	S	**Cl**	Ar
4	K	Ca	Ga	Ge	As	Se	**Br**	Kr
5	Rb	Sr	In	Sn	Sb	Te	**I**	Xe
6	**Cs**	Ba	Tl	Pb	Bi	Po	At	Rn
7	Fr	Ra						

Abbildung 33: Hauptgruppen des Periodensystems der Elemente; in blau hervorgehoben sind Elemente der Alkali- und Halogengruppe, deren Elektrolyteinfluss auf die Komplexstabilität untersucht wurde

Idealerweise sollte die vollständige Interaktion von Wirkstoff und Polyelektrolyt zu einem nach außen hin ungeladenen Komplex führen. Allerdings treten in der Realität Fehlstellen auf durch Moleküle, die nicht an der Komplexbildung teilnehmen. Dieses Phänomen ist von Beladungsreaktionen von Ionenaustauschern bekannt und wurde bereits in Abschnitt 3.1.5 diskutiert (Helfferich 1995). Jiminez-Kairuz et al. (2003) bestimmten mit einer Partikelmikroelektrophorese elektrokinetische Potentiale von

Metoclopramid-Carbomer-Polyelektrolytkomplexen (Hydrogele). Sie differenzierten dabei die unmittelbare Umgebung des Polymers von dem umgebenden Bulkmedium. In der unmittelbaren Umgebung des Polymers traten negative Potentiale auf, erzeugt durch die negative Partialladung der Carboxylseitenketten des Acrylats. Daraus resultierte eine hohe Affinität für Kationen. Das Bulkmedium zeichnete sich durch dementsprechend positive elektrokinetische Potentiale aus.

Trotz des Vorliegens unterschiedlicher Systeme (Hydrogel vs. Feststoff) ließen sich die dargestellten Erkenntnisse auf die vorliegende Arbeit übertragen. In dieser Arbeit lag die entgegengesetzte Anordnung aus Polyelektrolyt und Wirkstoff vor: negativ geladenes Naproxen und positiv geladenes EUDRAGIT® E PO. Abgeleitet sollten positiv geladene Potentiale an der Polymeroberfläche vorliegen und negativ geladene Potentiale an der Wirkstoff-Partikeloberfläche. Insbesondere Anionen sollten vom Polymergerüst des Komplexes angezogen werden.

Damit unter vergleichbaren Bedingungen der Einfluss der Alkalihalogenide voneinander differenziert werden konnte, wurden Freisetzungsuntersuchungen der Naproxen-EUDRAGIT® E PO-Komplexe jeweils in 0,002 M Lösungen der eingesetzten Elektrolyten durchgeführt. Abbildung 34 zeigt die freigesetzte Menge Naproxen nach 30 Minuten, aufgetragen für die jeweiligen Elektrolyte.

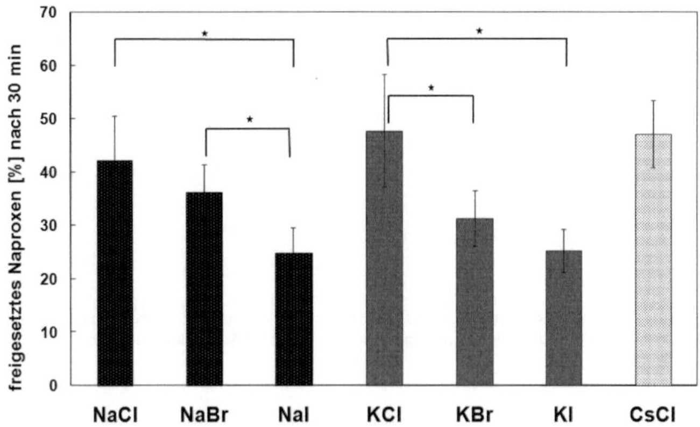

Abbildung 34: Wirkstofffreisetzung aus dem Naproxen-EUDRAGIT® E PO-Schmelzextrudat (355-500 µm Fraktion); 50 mg Wirkstoff; 1000 ml 0,002 M Elektrolytlösungen entsprechend der auf der x-Achse angezeigten Salze + 0,001% Polysorbat 20; 272 nm; MW ± s, n = 5; Signifikanzlevel α = 5%, * - signifikanter Unterschied

Die Darstellungsweise eines Freisetzungspunktes berücksichtigte nicht das Auftreten unterschiedlicher Freisetzungskinetiken, auf deren Analyse detailliert in Abschnitt 3.1.7.5 eingegangen wird. Zwei Schlussfolgerungen lassen sich aus der Darstellung ableiten. Der Vergleich der freigesetzten Menge Naproxen zeigte keine signifikanten Unterschiede (NaCl-KCl-CsCl), solange Chlorid als Anion eingesetzt wurde. Gleiches galt für die beiden analysierten Bromide und Iodide. Das Kation war demnach in der Betrachtung der Alkalihalogenide eine vernachlässigbare Größe, die keinen direkten Einfluss auf die Stabilität des Polyelektrolytkomplexes hatte.

Signifikante Unterschiede traten bei den Modelelektrolyten bei Variation des Anions auf. Die freigesetzte Wirkstoffmenge nach 30 Minuten sank in der Reihenfolge Chlorid-Bromid-Iodid sowohl für die Natrium- als auch die Kaliumsalze. Die freigesetzte Wirkstoffkonzentration war dabei fast um die Hälfte reduziert. Die Wahl des Anions stellte folglich die entscheidende Komponente für die Beeinflussung der Komplexstabilität in wässrigen Medien dar.

In der Abfolge Chlorid-Bromid-Iodid steigt der Ionenradius an. Kleinere Anionen können vermutlich auf Grund ihrer Größe und höheren Ladungsdichte leichter die Interaktion zwischen Naproxen und EUDRAGIT® E PO beeinflussen.

3.1.7.5. Analyse des Freisetzungsmechanismus

Der Mechanismus der Wirkstofffreisetzung und die Freisetzungskinetik aus den Naproxen-EUDRAGIT® E PO-Polyelektrolytkomplexen werden in diesem Abschnitt genauer untersucht.

Sowohl Naproxen als auch EUDRAGIT® E PO sind in ihrer nicht-ionischen Form schwer löslich. Während der Schmelzextrusion findet eine Säure-Base-Reaktion zwischen der Carbonsäure des Wirkstoffes und dem tertiären Amin des Polymers statt (3.1.3.2), die beide Komponenten in ihre jeweils prinzipiell gut lösliche ionische Form überführt. In Abbildung 35 wird ein möglicher Mechanismus für die Freisetzung aus gemahlenen Naproxen-EUDRAGIT® E PO-Extrudaten in demineralisiertem Wasser nach Elektrolytzugabe dargestellt. Durch die gegenseitige Assoziierung der entgegengesetzt geladenen Ionen entsteht ein nach außen hin ungeladener Wirkstoff-Polyelektrolytkomplex, der in demineralisiertem Wasser unlöslich ist (vgl. Abbildung 3 und Abbildung 35 (1)).

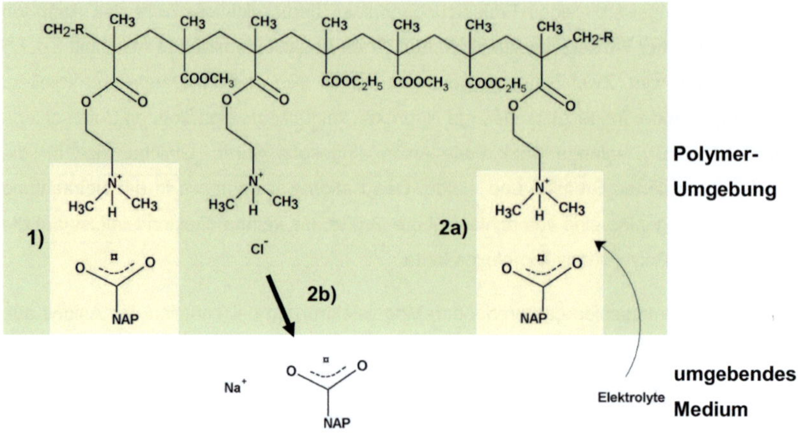

Abbildung 35: schematische Darstellung des Mechanismus des Freisetzungsverlaufes von gemahlenen Naproxen-EUDRAGIT® E PO-Schmelzextrudaten

Erst die Zugabe von Elektrolyten führte zu einer deutlichen Beschleunigung der Wirkstofffreisetzung (2a und b). In Abschnitt 3.1.7.4 wurde gezeigt, dass für die Wirkstofffreisetzung aus dem Komplex der Ionenradius des Anions bei Alkalihalogeniden von besonderer Bedeutung war. Nach der Wirkstofffreisetzung lagen beide Reaktionspartner ionisch und damit gelöst vor.

Im Folgenden soll die Freisetzungskinetik aus den Naproxen-EUDRAGIT® E PO-Polyelektrolytkomplexen bestimmt werden. Quinteros et al. (2008) untersuchten die Interaktionen zwischen EUDRAGIT® E 100 und sieben sauren Modellarzneistoffen. Über Lösungsmittelabdampfung stellten sie entgegengesetzt geladene Assoziate her, die sie als „feste ionische Komplexe“ bezeichneten. Sie führten Freisetzungsuntersuchungen in einer modifizierten Franz-Diffusionszelle durch, indem sie wässrige Dispersionen dieser Komplexe in das Donor-Kompartiment platzierten und als Akzeptormedium neben Wasser auch 0,9%-ige NaCl-Lösung einsetzten. Bei diesen Untersuchungen wurden unterschiedliche Kinetiken beobachtet, die Ähnlichkeiten sowohl zu einer Wurzel-t-Kinetik als auch einer Kinetik 0. Ordnung aufwiesen. Die Variabilität der Ergebnisse wurde auf die vielschichtigen Verhältnisse in der Mikroumgebung der Komplexdispersionen in wässrigen Medien zurückgeführt, u.a. auf elektrokinetische Potentiale und sich im Laufe der Freisetzung verändernde Bedingungen an der Grenzfläche zum umgebenden Medium.

Die Freisetzungskinetik der in dieser Arbeit durch Schmelzextrusion hergestellten Naproxen-Polyelektrolytkomplexe wurde aus den Freisetzungsprofilen in 0,002 M Lösungen der in Abschnitt 3.1.7.4 dargestellten Kaliumsalze abgeleitet (Abbildung 36).

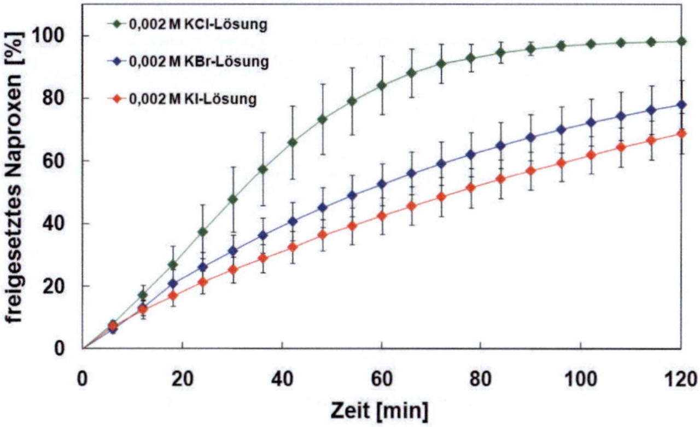

Abbildung 36: Wirkstofffreisetzung aus dem Naproxen-EUDRAGIT® E PO-Schmelzextrudat (355-500 µm Fraktion); 50 mg Wirkstoff; 0,002 M Elektrolytlösungen + 0,001% Polysorbat 20; 272 nm; MW ± s, n = 5

Wie in Abschnitt 3.1.7.4 dargestellt, war die Freisetzungsgeschwindigkeit aus den gemahlenen Naproxen-EUDRAGIT® E PO-Extrudaten abhängig vom Anionenradius des eingesetzten Alkalihalogenids. Nur in 0,002 M KCl-Lösung war die Freisetzung innerhalb von zwei Stunden vollständig. Für die Charakterisierung des Freisetzungsverlaufs und der Freisetzungskinetik wurden verschiedene Kennzahlen des Freisetzungsverlaufes bis zu einer freigesetzten Arzneistoffmenge von 60% ausgewertet: die mittlere Auflösungszeit (*mean dissolution time*, MDT), das Bestimmtheitsmaß bei linearer Auftragung und gegen die Wurzel der Zeit sowie der Exponent nach Korsmeyer und Peppas (Tabelle 6 und Abbildung 37).

Die MDT erlaubt eine modellfreie Betrachtung beim Vergleich der Freisetzungsprofile. Sie gibt die Zeit an, die ein Wirkstoffmolekül im Mittel für die Freisetzung aus der Arzneiform benötigt (Knop 1999). Für die Bestimmung bis zu einer Wirkstofffreisetzung von 60% wird der Quotient aus der Fläche zwischen der kumulativen Freisetzungskurve sowie dem 60%-Freisetzungwert und der bei 60% freigesetzten Wirkstoffkonzentration bestimmt. Die MDT stieg dabei in der Reihenfolge KCl < KBr < KI an. Die Zeit, die ein Wirkstoffmolekül für den Freisetzungsprozess benötigte, war bei dem Salz mit dem größten Anionenradius mehr als doppelt so groß im Vergleich zum Chlorid.

Tabelle 6: Analysewerte des in Abbildung 36 dargestellten Freisetzungsverlaufs, berechnet bis zu einer Wirkstofffreisetzung von 60%

	MDT_{60} [min]	lineare Auftragung (R^2)	Wurzel-t-Auftragung (R^2)	Korsmeyer-Peppas (n)	Korsmeyer-Peppas (R^2)
KCl	19,7	0,9995	0,9325	0,99	0,9983
KBr	31,5	0,9828	0,9848	0,84	0,9960
KI	41,6	0,9893	0,9893	0,71	0,9984

Die Beschreibung von Freisetzungskurven kann auch durch kinetische Modelle erfolgen. Daher wurde die freigesetzte Naproxen-Menge bis 60% der eingesetzten Wirkstoff-Menge sowohl gegen die linear aufgetragene Zeit (Kinetik 0. Ordnung), als auch gegen Wurzel-t (Wurzel-t-Kinetik) korreliert und jeweils eine Ausgleichgerade angelegt (Abbildung 37). Für die drei Kaliumsalze ergaben sich dabei deutlich voneinander unterscheidbare Auswertungsansätze.

Für die Freisetzung des Naproxen-EUDRAGIT® E PO-Polyelektrolytkomplexes in 0,002 M KCl-Lösung ergab sich ein Bestimmtheitsmaß von 0,9995 bei linearer Auftragung von der Zeit gegen die freigesetzte Menge. Eine Kinetik 0. Ordnung, bei der pro Zeiteinheit eine vergleichbare Arzneistoffmenge in Lösung geht, tritt z.B. bei der von Siepmann und Göpferich (2001) genannten Oberflächenerosion auf. Kam es, initiiert durch das KCl, zu einem Ionenaustausch des Wirkstoffmoleküls durch das Chlorid-Ion, konnten sowohl das Wirkstoff- als auch das Polymermolekül (bei einem Austausch von mehreren Wirkstoffmolekülen pro Polymermolekül) vom umgebenden Medium gelöst werden. Damit trat durch die Wirkstofffreisetzung eine Erosion des Extrudatpartikels ein, die als eine Oberflächenerosion beschrieben werden könnte.

Durch eine Wurzel-t-Kinetik lässt sich klassischerweise das Freisetzungsverhalten von nicht zerfallenden Matrixarzneiformen beschreiben, bei denen durch die sich vergrößernden Diffusionswege die Freisetzungsgeschwindigkeit mit der Zeit abnimmt (Higuchi 1963). Die Freisetzungskurven in KBr- und KI-Lösung ließen sich dabei weder als Kinetik 0. Ordnung noch als Wurzel-t-Kinetik charakterisieren.

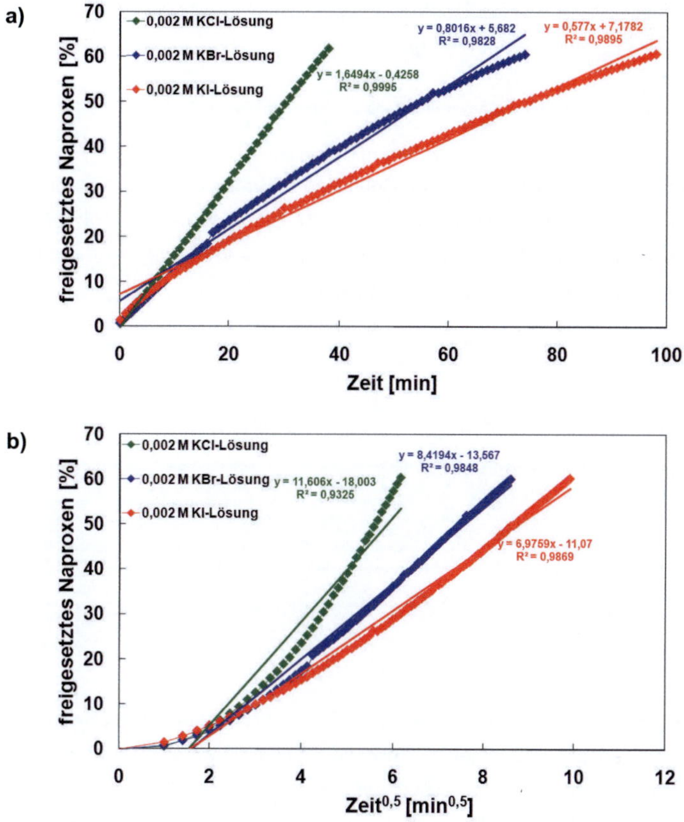

Abbildung 37: Auswertung der Freisetzungskinetik der in Abbildung 36 gezeigten Freisetzungskurven; oben: lineare Auftragung beider Achsen (a); unten: freigesetztes Naproxen [%] gegen Wurzel-t (b)

Korsmeyer und Peppas entwickelten eine Gleichung, die ursprünglich die Freisetzung aus hydrophilen Matrices für gut lösliche Stoffe aus Arzneiformen unterschiedlicher Geometrien beschreibt (Korsmeyer et al. 1983) (Gleichung 3). Der Quotient M_t/M_{ges} stellt den zum Zeitpunkt t freigesetzten Anteil an Wirkstoff dar. Die Variable k steht für die Freisetzungsgeschwindigkeitskonstante und b für einen Korrekturfaktor.

$$\frac{M_t}{M_{ges}} = k \cdot t^n + b$$

Gleichung 3: Gleichung nach Korsmeyer und Peppas (Variablen – siehe Text)

Aus dem Exponent n lässt sich je nach Geometrie zwischen einer Wurzel-t-Kinetik und einer Kinetik 0. Ordnung unterscheiden (Tabelle 7). Die Kinetik wird als nicht-Ficksche Diffusion oder anormaler Transport bezeichnet, wenn die Werte für den Exponenten n zwischen Fickscher Diffusion und 0. Ordnung liegen.

Tabelle 7: n in Abhängigkeit von der Geometrie des eingesetzten Körpers (Korsmeyer et al. 1983)

	Kugel	**Zylinder**	**Fläche**
Wurzel-t-Kinetik Ficksche Diffusion	0,43	0,45	0,5
anormaler Transport	0,43 < n < 0,85	0,45 < n < 0,89	0,5 < n < 1
Kinetik 0. Ordnung	0,85	0,89	1

Durch das Mahlen der Extrudate konnten die für die Freisetzung eingesetzten Partikel keiner der vorgegebenen Geometrien eindeutig zugeordnet werden. Die Geometrie der Extrudatpartikel wurde zur Auswertung nach Korsmeyer und Peppas zwischen den Geometrien Zylinder und Fläche eingeordnet. Die Freisetzung in 0,002 M KCl-Lösung entsprach, vergleichbar der graphischen Auswertung, mit einem Exponenten von 0,99 und einem Bestimmtheitsmaß von 0,9983 einer Kinetik 0. Ordnung. Die für KBr und KCl bestimmten Exponenten konnten auch in dieser Auswertung weder einer Kinetik 0. Ordnung noch einer Wurzel-t-Kinetik zugeordnet werden. Nach Korsmeyer und Peppas wurde die Freisetzung folglich als anormaler Transport charakterisiert.

Der Austausch der Naproxen- durch die Bromid- und Iodid-Ionen ist vermutlich durch sterische Hinderung verlangsamt abgelaufen. In diesem Fall könnten somit zusätzliche Diffusionsprozesse von Wirkstoffmolekülen aus dem Partikel eine Rolle spielen, die das Freisetzungsverhalten beeinflussen und eine vereinfachte Einordnung der Freisetzungskinetik erschweren.

3.1.8. Weitere Arzneistoffe im Rahmen des Konzeptes

Des Weiteren sollte untersucht werden, ob das für Naproxen und EUDRAGIT® E PO beschriebene Konzept auf andere Arzneistoffe und Polymere übertragbar war. Dabei sollte durch die Wahl der Arzneistoffe der Anwendbarkeitsbereich des Konzeptes ausgetestet werden. Als weitere Modellarzneistoffe wurden Furosemid, Salicylsäure und Raltegravir ausgewählt (Abbildung 38).

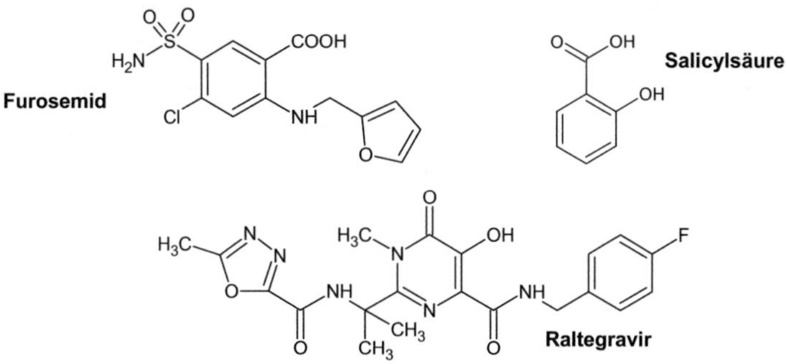

Abbildung 38: Strukturformeln von Furosemid, Salicylsäure und Raltegravir

Die für diese Arbeit relevanten physikochemischen Eigenschaften der Arzneistoffe sind im Vergleich zu Naproxen in Tabelle 8 zusammengefasst.

Tabelle 8: Wirkstoffeigenschaften von schwer löslichen sauer reagierenden Arzneistoffen

Wirkstoff	Schmelz-punkt [°C]	pK_s	log P	Löslichkeit [mg/L]	Molekularge-wicht [g/mol]
Furosemid	223	3,8 [1] (COOH) 7,5 [1] (SO_2NH_2)	0,7 [2]	10 [2]	331
Salicylsäure	159	3,0 [1]	2,3 [4]	1800 [3]	138
Raltegravir	218	nicht beschrieben			444
Naproxen	156	4,1 [2]	3,0 [5]	16 [5]	230

[1] Böhme und Hartke (1982), [2] Kasim et al. (2003), [3] Römpp (2011), [4] Quinteros et al. (2008), [5] Albers (2008)

Furosemid

Furosemid weist eine ähnlich schlechte Wasserlöslichkeit und eine vergleichbare Säurestärke wie Naproxen auf. Das Sulfonamidderivat wird therapeutisch als Diuretikum eingesetzt. Wegen seiner schlechten Permeabilität wird es der BCS Klasse IV zugeordnet. Der verwendete Wirkstoff zeigte bei differenzleistungskalorimetrischen Messungen einen schwachen endothermen Peak bei 137°C und einen Schmelzpunkt bei 223°C (Abbildung 39). Nach Matsuda und Tatsumi (1990) lag das Furosemid demnach in der Modifikation I vor. Das erste Aufheizen einer äquimolaren physikalischen Mischung, bestehend aus 50,6% Furosemid und 49,4% EUDRAGIT® E PO, zeigte eine Verbreiterung und Verschiebung des Furosemid-Schmelzpunktes zu niedrigeren Temperaturen. Der Wirkstoff löste sich vergleichbar dem Naproxen über der Glasübergangstemperatur vom EUDRAGIT® E PO. Beim zweiten Aufheizen der physikalischen Mischung war ein Glasübergang bei 97°C zu erkennen. Folglich wurde ein einphasiges amorphes System gebildet.

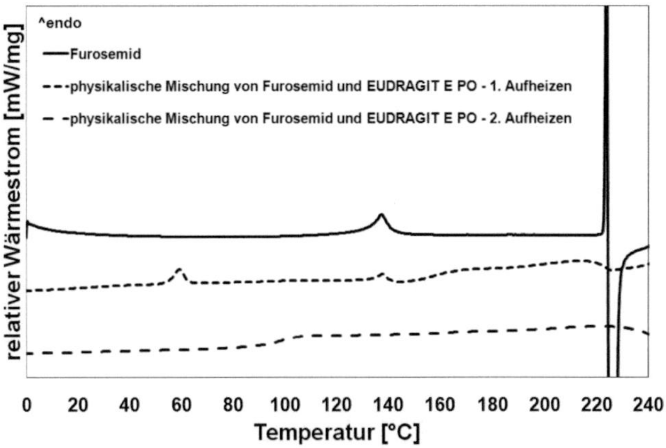

Abbildung 39: Erste Aufheizkurve von Furosemid sowie erste und zweite Aufheizkurve der äquimolaren physikalischen Mischung von Furosemid und EUDRAGIT® E PO; Aufheizrate: 10°C/min

Zusätzlich zu den DSC-Messungen wurden mit einer Schmelze der äquimolaren Mischung XRPD-, FT-IR- und Freisetzungsmessungen durchgeführt. Die röntgendiffraktometrische Untersuchung ergab ein kristallines Signal mit schwacher Intensität an der Stelle der stärksten Reflexionsbande des kristallinen Furosemid (Abbildung 40). Die Amorphisierung lief in der Schmelze nicht vollständig ab. Dies wurde auf eine fehlende Durchmischung (Extruderschnecken) und den fehlenden Druck

(Düsenplatte) im Vergleich zu einem Extrusionsprozess zurückgeführt. Desweiteren konnte der Heizofen maximal 30 Minuten bei höchstens 200°C betrieben werden. Entsprechend der Vorgaben des Polymerherstellers sollte durch die begrenzte thermische Belastung die Zersetzung des Polymers vermieden werden.

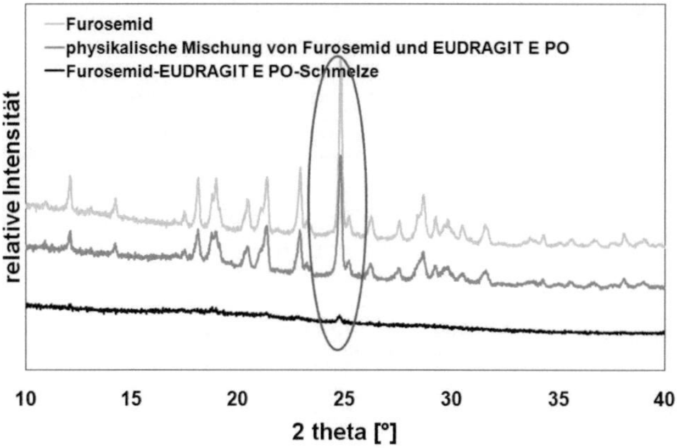

Abbildung 40: Röntgenbeugungsmuster von Furosemid, der äquimolaren physikalischen Mischung von Furosemid und EUDRAGIT® E PO und der entsprechenden Schmelze

Eine erfolgreiche Säure-Base-Reaktion zwischen Furosemid und EUDRAGIT® E PO und damit eine Wirkstoff-Polyelektrolytkomplexbildung in der Schmelze wurde durch FT-IR-Messungen belegt. Das nahezu vollständige Verschwinden der für die nicht-protonierte EUDRAGIT® E PO-Gruppe charakteristischen Valenzschwingungen (Abbildung 41) bei 2773 und 2824 cm^{-1} diente, analog zu den Naproxen-Ergebnissen, als Reaktionsnachweis.

Die Stabilität des Furosemid-EUDRAGIT® E PO-Polyelektrolytkomplexes in wässrigen Medien wurde unter vergleichbaren Bedingungen zum Naproxen in Abschnitt 3.1.7.1 analysiert. Dafür wurden Freisetzungsversuche des reinen Wirkstoffes, der physikalischen Mischung von Furosemid und EUDRAGIT® E PO sowie der entsprechenden Schmelze in demineralisiertem Wasser über zwei Stunden durchgeführt (Abbildung 42). Nach 60 Minuten wurde dem Freisetzungsmedium NaCl zugesetzt.

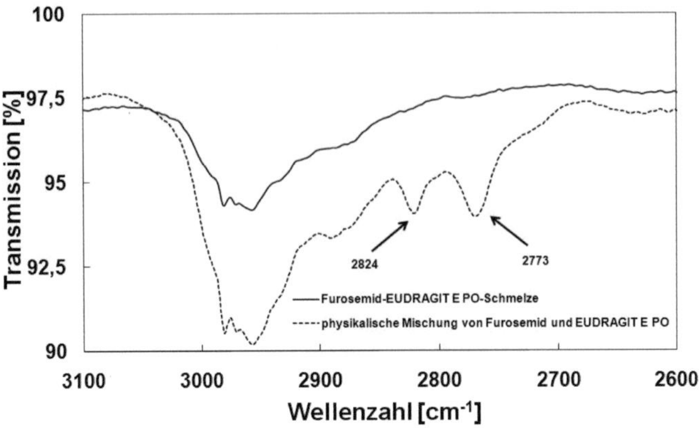

Abbildung 41: FT-IR-Spektren von der Furosemid-EUDRAGIT® E PO-Schmelze und der physikalischen Mischung von Furosemid und EUDRAGIT® E PO

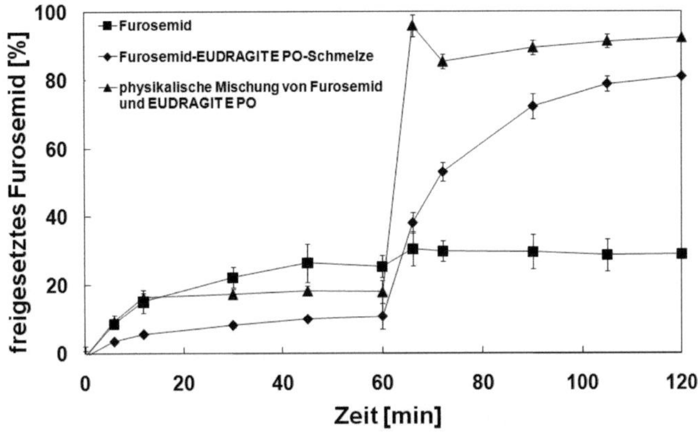

Abbildung 42: Wirkstofffreisetzung von Furosemid, der Furosemid-EUDRAGIT® E PO-Schmelze (355-500 µm Fraktion) und der physikalischen Mischung von Furosemid und EUDRAGIT® E PO; 40 mg Wirkstoff; 1000 ml demineralisiertes Wasser + 0,001% Polysorbat 20; Zugabe von 8,77 g NaCl nach 60 min (entsprechend einer 0,15 M Lösung); 339 nm; MW ± s, n = 6

Analog der Naproxen-Versuchsreihe wurde für die Freisetzung der Furosemid-Reihe gezielt unter diskriminierenden *non-sink* Bedingungen gearbeitet. Nach 60 Minuten lagen etwa 25% Furosemid, als Reinstoff eingesetzt, gelöst in demineralisiertem Wasser vor (Abbildung 42). Der Furosemid-EUDRAGIT® E PO-Komplex erwies sich in demineralisiertem Wasser als stabiler und setzte in diesem Zeitraum nur 10% des Wirkstoffes frei. Nach NaCl-Zugabe entsprechend einer 0,15 M Elektrolytlösung konnte Furosemid unmittelbar aus dem Komplex freigesetzt werden. Ähnlich wie beim Naproxen konnte auch bei der physikalischen Mischung von Furosemid und EUDRAGIT® E PO nach Elektrolytzugabe die Freisetzung des Wirkstoffes beschleunigt werden. Sechs Minuten nach Elektrolytzugabe trat dabei ein Maximum auf. Der beim nächsten Messzeitpunkt erniedrigte Wert kann auf eine eventuelle Rekristallisation der schwer löslichen Wirkstoffsäure zurückgeführt werden.

Furosemid bestätigt damit das für Naproxen dargestellte Konzept. Durch eine Schmelzreaktion der schwer löslichen Wirkstoffsäure mit dem basischen Polymer EUDRAGIT® E PO konnte ein Polyelektrolytkomplex hergestellt und nachgewiesen werden. Die Stabilität des Komplexes und damit die Wirkstofffreisetzung wurde über die Zugabe von NaCl gesteuert.

Salicylsäure

Salicylsäure gehört wie Naproxen zu den nicht-steroidalen Antirheumatika. Die Carbonsäuregruppe ist das Säurezentrum des Moleküls und weist einen pK_s von 3,0 (Böhme und Hartke 1982) auf. Mit 1,8 g/L wird Salicylsäure als schwach löslich in Wasser bei 25°C eingestuft (Römpp Online 2011). In dieser Arbeit diente Salicylsäure als Modellsubstanz eines im Vergleich zu Naproxen und Furosemid etwa 100-fach besser in Wasser löslichen Wirkstoffes.

Jeweils 50% Salicylsäure und EUDRAGIT® E PO wurden bei 160°C geschmolzen und nachfolgend bei Raumtemperatur abgekühlt (6.2.1.2). Salicylsäure hat eine Molekülmasse von 138 g/mol und lag in der Mischung mit dem Polymer (323 g/mol Äquivalentmolekularmasse der Dimethylaminoethylgruppen) im Überschuss vor.

Ziel der Untersuchungen war zunächst der Nachweis einer Polyelektrolytkomplexbildung während der Schmelzreaktion. In differenzleistungskalorimetrischen Messungen zeigte die Reinsubstanz Salicylsäure einen Schmelzpunkt bei 159°C (Abbildung 43). Beim ersten Aufheizen der physikalischen Mischung von Salicylsäure und EUDRAGIT® E PO war neben dem Glasübergang des Polymers ein verbreiterter endothermer Peak mit einem Maximum bei 119°C zu erkennen. Dieser wurde der Salicylsäure zugeordnet, die mit dem erweichten Polymer interagierte (Marsac et al. 2006; Qi et al. 2010). Die Detektion einer Glasübergangtemperatur bei dem zweiten Aufheizen der physikalischen

Mischung der Ausgangssubstanzen (29°C) belegte die Umwandlung zu einem einphasigen amorphen System.

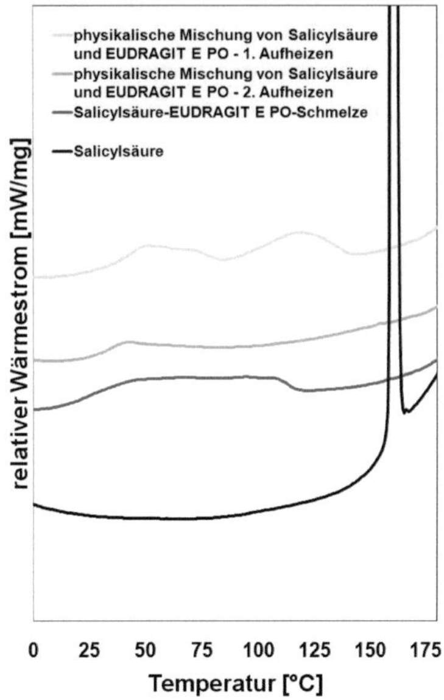

Abbildung 43: Erste Aufheizkurve von Salicylsäure sowie der Salicylsäure-EUDRAGIT® E PO-Schmelze und erste sowie zweite Aufheizkurve der physikalischen Mischung von Salicylsäure und EUDRAGIT® E PO; Aufheizrate: 10°C/min

Bei dem ersten Aufheizen einer in einem Vakuumofen (6.2.1.2) hergestellten Salicylsäure-EUDRAGIT® E PO-Schmelze konnte zusätzlich zur Glasübergangstemperatur ein weiteres Signal identifiziert werden. Durch Röntgendiffraktogramme konnte das zusätzliche Signal in der DSC als restkristalliner Anteil von Salicylsäure nachgewiesen werden. Abbildung 44 zeigt Röntgenbeugungsmuster der Reinsubstanz Salicylsäure im Vergleich zur Salicylsäure-EUDRAGIT® E PO-Schmelze. Die für eine kristalline Substanz charakteristisch auftretenden Beugungsreflexe traten sowohl bei der Reinsubstanz als auch in der Schmelze auf. Es handelte sich bei der Schmelze somit nicht um ein vollständig amorphisiertes System. Die Reduktion der Beugungsintensitäten bestätigte jedoch die in der DSC dargestellte teilweise Amorphisierung des Systems.

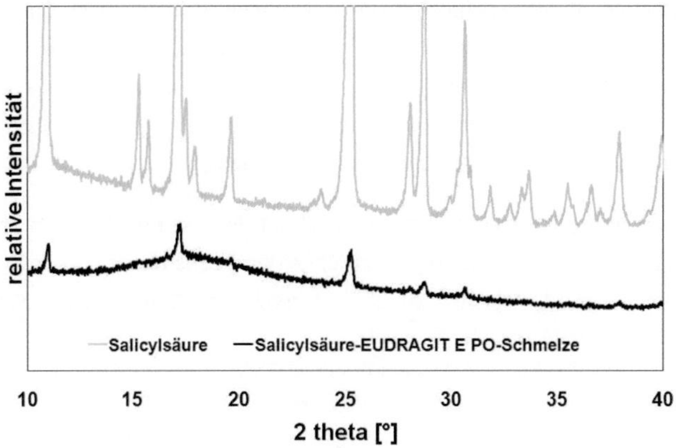

Abbildung 44: Röntgenbeugungsmuster von Salicylsäure und der Salicylsäure-EUDRAGIT® E PO-Schmelze

Die weitergehende Analyse der Schmelze erfolgte mittels FT-IR-Messungen (Abbildung 45).

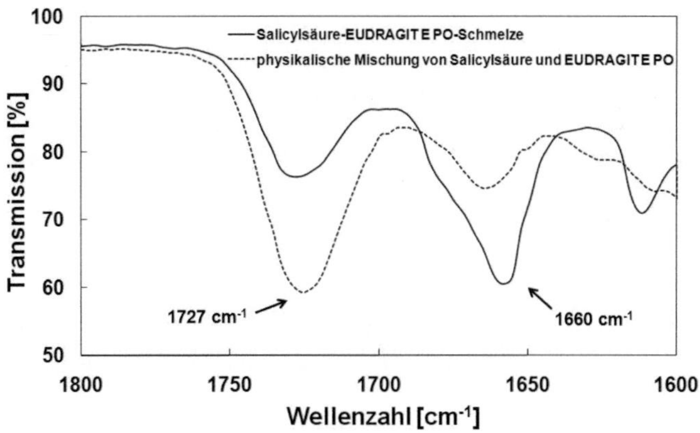

Abbildung 45: FT-IR-Spektren von der Salicylsäure-EUDRAGIT® E PO-Schmelze und der physikalischen Mischung von Salicylsäure und EUDRAGIT® E PO

Ähnlich wie bei Naproxen kam es im Vergleich zur physikalischen Mischung von Salicylsäure und EUDRAGIT® E PO zur Verschiebung der Transmission bei zwei charakteristischen Wellenzahlen, die auf eine Säure-Base-Reaktion in der Schmelze schließen ließen. Die für asymmetrische Valenzschwingungen einer Carboxylgruppe charakteristische Bande bei 1727 cm^{-1} wurde kleiner. Korrelierend nahm die Transmission bei einer Wellenzahl von 1660 cm^{-1}, die Carboxylatschwingungen zugeordnet werden kann ab. Es fand folglich eine Säure-Base-Reaktion zwischen Salicylsäure und EUDRAGIT® E PO in der Schmelze statt.

Salicylsäure und EUDRAGIT® E PO sind somit prinzipiell in der Schmelze miteinander mischbar. Der Überschuss an Salicylsäure führte dazu, dass nur ein Teil des Wirkstoffes im amorphen Zustand stabilisiert wurde und durch eine Säure-Base-Reaktion in der Schmelze als Polyelektrolytkomplex vorlag.

Die Freisetzungsuntersuchungen von Salicylsäure und der Salicylsäure-EUDRAGIT® E PO-Schmelze wurden vergleichbar zu Naproxen und Furosemid in demineralisiertem Wasser durchgeführt (Abbildung 46).

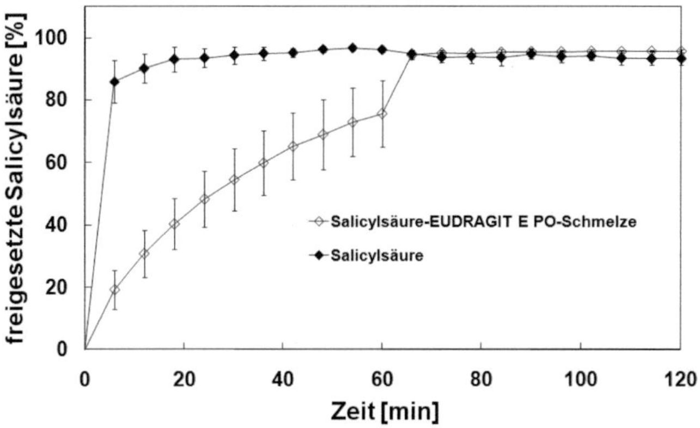

Abbildung 46: Wirkstofffreisetzung von Salicylsäure und der Salicylsäure-EUDRAGIT® E PO-Schmelze (355-500 µm Fraktion); 40 mg Wirkstoff; 1000 ml demineralisiertes Wasser + 0,001% Polysorbat 20; Zugabe von 8,77 g NaCl nach 60 min (entsprechend einer 0,15 M Lösung); 303 nm; MW ± s, n = 5

Auf Grund der relativ gesehen besseren Löslichkeit der Salicylsäure wurde bei einer vergleichbaren Wirkstoffeinwaage in diesem Fall unter *sink*-Bedingungen gearbeitet. Nach 60 Minuten der Freisetzung wurde NaCl in das Freisetzungsmedium gegeben. Salicylsäure lag innerhalb der ersten 15 Minuten nahezu vollständig gelöst vor. Im Gegensatz zu dem Naproxen-EUDRAGIT® E PO-Extrudat und der Furosemid-EUDRAGIT® E PO-Schmelze wurden schon innerhalb der ersten 60 Minuten etwa 76%

der Salicylsäure freigesetzt. Unter Berücksichtigung des „reinen" Salicylsäure-Überschusses bei der Salicylsäure-EUDRAGIT® E PO-Schmelze wurden trotzdem über 30% des Wirkstoffes freigesetzt. Die Zugabe von NaCl nach 60 Minuten führte zur unmittelbaren Freisetzung des restlichen Wirkstoffanteils.

Salicylsäure stellt im Rahmen dieser Untersuchungen zwar eine Substanz dar, die mit dem basischen Polymer EUDRAGIT® E PO zu einem Polyelektrolytkomplex in der Schmelze umgesetzt werden konnte. Das Prinzip, durch die Zugabe eines pH-unabhängigen Elektrolyten die Stabilität des Polyelektrolytkomplexes und damit die Freisetzung in demineralisiertem Wasser gezielt steuern zu können, war allerdings nur eingeschränkt übertragbar. Selbst unter Berücksichtigung des in der Schmelze befindlichen Salicylsäure-Überschusses war der Wirkstoff im Komplex nur unzureichend stabilisiert. Ein Grund dafür könnte die im Vergleich zu Naproxen und Furosemid deutlich erhöhte Löslichkeit der Substanz sein.

Raltegravir

Raltegravir ist ein seit kurzem in der Europäischen Union zugelassener Integraseinhibitor (2007: Isentress® 400 mg Filmtabletten) des humanen Immundefizienzvirus (Steigbigel et al. 2008). Die vinyloge Carbonsäure stellt das Säurezentrum des Moleküls dar. Daten zur Säurestärke der Substanz lagen in der Literatur nicht vor. Raltegravir führt zu aktuellen wissenschaftlichen Diskussionen zur gemeinsamen Anwendbarkeit mit Protonenpumpenhemmern (Iwamoto et al. 2009). Die Bioverfügbarkeit soll durch eine Erhöhung des pH-Wertes des Magens deutlich gesteigert sein, da das Gleichgewicht der nicht-ionischen Form zur ionischen Carboxylatgruppe verschoben ist. Daher sollte Raltegravir eine vergleichbare Säurestärke zu Naproxen und Furosemid aufweisen.

Der Schmelzpunkt von Raltegravir lag experimentell bestimmt bei 219°C (Abbildung 47). Durch einen beschleunigten Abkühlvorgang mit 20°C/min erstarrte der geschmolzene Reinstoff, so dass der zweite Aufheizvorgang der amorphisierten Substanz einen Glasübergang bei 93°C zeigte.

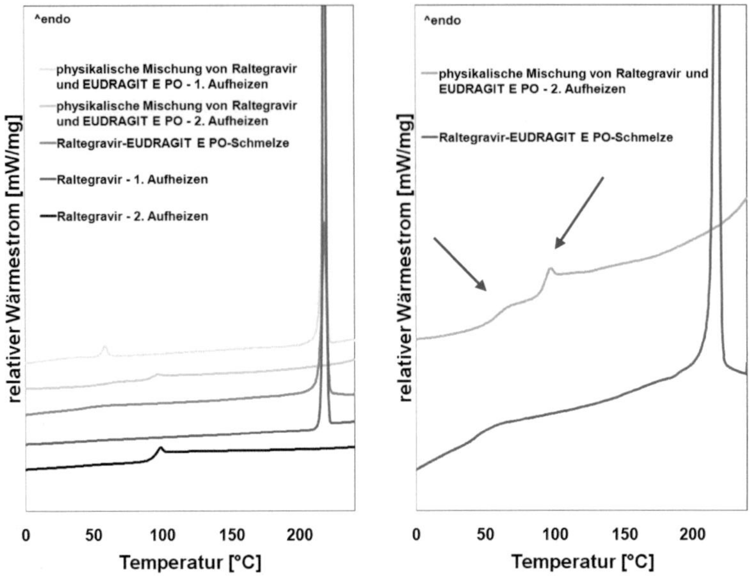

Abbildung 47: links: erste und zweite Aufheizkurve von Raltegravir, zweite Aufheizkurve der Raltegravir-EUDRAGIT® E PO-Schmelze und erste und zweite Aufheizkurve der physikalischen Mischung von Raltegravir und EUDRAGIT® E PO; rechts: vergrößerte Darstellung der zweiten Aufheizkurve der physikalischen Mischung von Raltegravir und EUDRAGIT® E PO und der Raltegravir-EUDRAGIT® E PO-Schmelze; Aufheizrate: 10°C/min

In der physikalischen Mischung von Raltegravir und EUDRAGIT® E PO lag das Polymer bei dem Massenverhältnis von 50-50 im Überschuss bezogen auf die Dimethylaminoethyl-Gruppe des Polymers vor. In der ersten Aufheizkurve der physikalischen Mischung trat als erstes endothermes Wärmestromsignal der Glasübergang vom Polymer auf. Der Schmelzpunkt von Raltegravir war nur leicht zu niedrigeren Temperaturen verschoben und verbreitert. Eine Interaktion zwischen Wirkstoff und dem erweichten Polymer schien im Unterschied zu Naproxen und Furosemid nur begrenzt aufzutreten (Marsac et al. 2006; Qi et al. 2010).

Bei dem zweiten Aufheizen der physikalischen Mischung von Raltegravir und EUDRAGIT® E PO waren bei vergrößerter Darstellung (Abbildung 47, rechts) zwei Glasübergänge zu erkennen (61 und 90°C). Folglich kam es zwar zu einer Amorphisierung des Systems, beide Substanzen lagen jedoch in zwei getrennten Phasen nebeneinander vor. Nach der in Tabelle 2 dargestellten Einteilung der festen Dispersionen werden diese Systeme als amorphe Präzipitate bezeichnet. Die

Raltegravir-EUDRAGIT® E PO Schmelze wurde bei 200°C in einem Vakuumofen (6.2.1.2) hergestellt. Auf Grund der nach Herstellerangaben bei Temperaturen von über 200°C auftretenden thermischen Instabilität des Polymers wurde die Temperatur nicht weiter erhöht. Der erste Aufheizvorgang in der DSC bis 250°C zeigte neben der für das Polymer charakteristischen Glasübergangstemperatur zusätzlich das Schmelzintegral von Raltegravir bei 218°C (Abbildung 47, rechts). Folglich lag in der Schmelze der kristalline Wirkstoff neben dem amorphen Polymer vor.

Die fehlende Interaktion zwischen Raltegravir und EUDRAGIT® E PO zeigte sich auch im Vergleich der Freisetzungsprofile des Reinstoffs Raltegravir, einer Schmelze der Ausgangssubstanzen und der entsprechenden physikalischen Mischung (Abbildung 48).

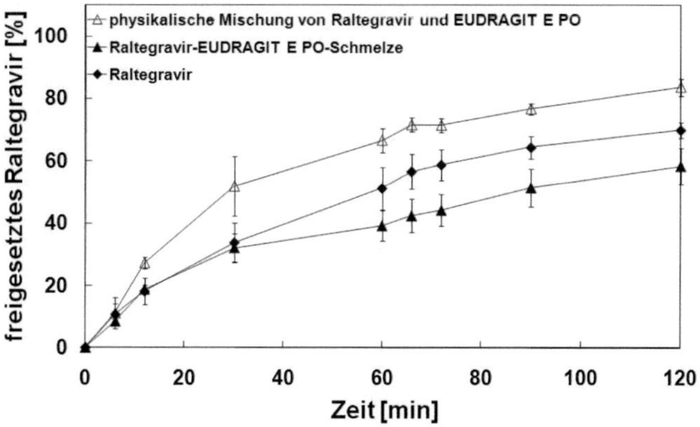

Abbildung 48: Wirkstofffreisetzung von Raltegravir, der Raltegravir-EUDRAGIT® E PO-Schmelze (355-500 µm Fraktion) und der physikalischen Mischung von Raltegravir und EUDRAGIT® E PO; 30 mg Wirkstoff; 1000 ml demineralisiertes Wasser + 0,001% Polysorbat 20; Zugabe von 8,77 g NaCl nach 60 min (entsprechend einer 0,15 M Lösung); 303 nm; MW ± s, n = 6

Als Sättigungslöslichkeit für den Reinstoff Raltegravir in demineralisiertem Wasser wurde experimentell ~55 mg/L bestimmt. Wie schon bei den Naproxen- und Furosemid-Versuchen wurde gezielt unter *non-sink*-Bedingungen gearbeitet. Nach zwei Stunden lagen etwa 60% Raltegravir gelöst im Freisetzungsmedium vor. Innerhalb der ersten 60 Minuten in demineralisiertem Wasser war die Freisetzung aus der Schmelze nur minimal gegenüber dem Reinstoff verlangsamt. Außerdem kam es sowohl bei der Schmelze als auch der physikalischen Mischung von Raltegravir und EUDRAGIT® E PO nach Zugabe von NaCl nach 60 Minuten zu keinem deutlichen Freisetzungsanstieg.

Raltegravir stellte somit ein Molekül dar, bei dem es auf Grund der fehlenden Mischbarkeit mit dem basischen Polymer EUDRAGIT® E PO in der Schmelze zu keiner Interaktion und damit keiner Polyelektrolytkomplexbildung kam.

Als geeigneter Parameter für eine Polyelektrolytkomplexbildung konnte allerdings ein Lösungsprozess des jeweiligen Wirkstoffes beim ersten Aufheizvorgang in der DSC abgeleitet werden. Als allgemeine Regel ergab sich dabei, dass es zur Bildung von Polyelektrolytkomplexbildungen kam, wenn der Schmelzpunkt des Wirkstoffes beim ersten Aufheizen der physikalischen Mischung zu niedrigeren Temperaturen verschoben war. War dies nicht der Fall, konnte auch kein Polyelektrolytkomplex nachgewiesen werden.

3.1.9. Weitere Polymere im Rahmen des Konzeptes

Polymere werden im Bereich der Arzneiformenentwicklung ubiquitär eingesetzt (Ranade 1990). Dabei sind sie von besonderer Bedeutung in der Steuerung von Freisetzungsprofilen (Uhrich et al. 1999). Der Großteil der in der pharmazeutischen Entwicklung genutzten Polymere hat neutrale bzw. saure Eigenschaften. Das in dieser Arbeit verwendete basische Polymer EUDRAGIT® E PO wird insbesondere für die Geschmacksmaskierung von Arzneiformen genutzt (Sohi et al. 2004). Durch die im sauren pH-Milieu protonierbare Aminogruppe der Polymethacrylatseitenketten löst sich ein entsprechender Überzug während der Mundpassage idealerweise nicht vollständig auf, sondern erst im Magen. Der Geschmack des schlecht schmeckenden Arzneistoffs wird somit nicht wahrgenommen.

Die für das Konzept dieser Arbeit in Abschnitt 3.1.1.1 beschriebenen Anforderungen an die Polyelektrolyte schließen einen Großteil der Polymere unmittelbar aus. Ein Beispiel ist dabei Chitosan, ein aus Glucosamin- und N-Acetylglucosamin-Einheiten aufgebautes Polymer (Böhme und Hartke 1982). Die freien Aminogruppen bedingen die basischen Eigenschaften des Polymers. Im Bereich der Gentherapie und oraler Impfungen wird Chitosan mit DNA zu Polyelektrolytkomplexen umgesetzt. Chitosan verhindert dabei einen Abbau der DNA durch Nukleasen. Für den Prozess der Schmelzextrusion ist das Polyaminosaccharid allerdings ungeeignet. Bei Erhitzen über 50°C traten sofortige Zersetzungserscheinungen auf, die in der Literatur als charakteristisch für viele Polysaccharide beschrieben werden (Ravi Kumar 2000).

Der Polyelektrolytkomplex sollte in der Schmelze durch eine Säure-Base-Reaktion gebildet werden. Auf Grund ihrer geringen Basizität (pK_b ~14) erwies sich daher die Gruppe der Polyamide als ungeeignet.

Poly(4-vinylpyridin)

Die Gruppe der Polyvinylpyridine wird üblicherweise als Ionenaustauscher genutzt. Auf Grund ihrer Unlöslichkeit lassen sich diese Hilfsstoffe streng genommen nicht den Polyelektrolyten zuordnen. Trotzdem wurden Versuche mit dem in Abbildung 49 dargestellten Poly(4-vinylpyridin) und Naproxen als Modellarzneistoff durchgeführt.

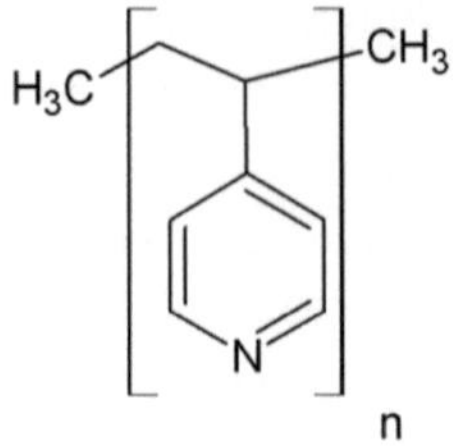

Abbildung 49: Strukturformel von Poly(4-vinylpyridin)

Aus der im Vergleich zum Naproxen kleinen Äquivalentmasse der basischen Gruppe (Pyridin-Stickstoff) ergab sich eine äquimolare Mischung mit 68,7% Wirkstoff- und 31,3% Polymeranteil.

Die Bestimmung des Wassergehaltes durch Karl-Fischer-Messungen (6.2.2.6) führte zu einem Wert von 4,4% für Poly(4-vinylpyridin). Beim ersten Aufheizvorgang in der DSC zeigte sich für das Polymer ein charakteristischer „Wasserbauch“ um 80°C (Abbildung 50).

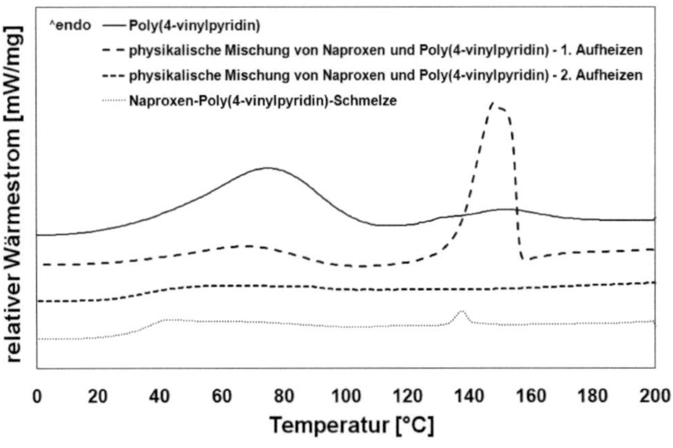

Abbildung 50: Erste Aufheizkurve von Poly(4-vinylpyridin), erste und zweite Aufheizkurve von der physikalischen Mischung von Naproxen und Poly(4-vinylpyridin), sowie die erste Aufheizkurve der Naproxen-Poly(4-vinylpyridin)-Schmelze in der DSC; Aufheizrate: 10°C/min

Die Glasübergangstemperatur des Polymers lag bei 137°C. Beim ersten Aufheizen der physikalischen Mischung von Naproxen und Poly(4-vinylpyridin) war der Schmelzpunkt von Naproxen (156°C) verbreitert und zu niedrigeren Temperaturen verschoben. Beim zweiten Aufheizen konnte nur noch ein Glasübergang (35°C) detektiert werden, der auf die Bildung eines einphasigen amorphen Systems schließen lässt. Die äquimolare Mischung von Naproxen und Poly(4-vinylpyridin) wurde in einem Vakuumofen geschmolzen (6.2.1.2) und danach abgekühlt. In der DSC wurde bei 140°C ein im Vergleich zur physikalischen Mischung kleines Schmelzintegral detektiert. Das Naproxen in der im Vakuumofen hergestellten Schmelze war im Gegensatz zum zweiten Aufheizen der physikalischen Mischung nicht vollständig im Polymer gelöst.

Auf Grund von geringen Messintensitäten konnte Poly(4-vinylpyridin) weder durch FT-IR- noch mittels Raman-Untersuchungen genauer charakterisiert werden. Daher wurde die Interaktion zwischen Naproxen und dem Polymer nur indirekt über das Freisetzungsverhalten der Schmelze in demineralisiertem Wasser analysiert (Abbildung 51).

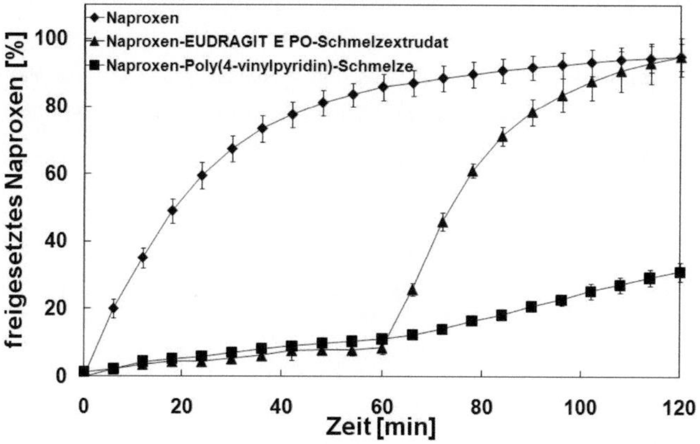

Abbildung 51: Wirkstofffreisetzung von Naproxen, aus dem Naproxen-EUDRAGIT® E PO-Schmelzextrudat (355-500 µm Fraktion) und aus der Naproxen-Poly(4-vinylpyridin)-Schmelze (355-500 µm Fraktion); 50 mg Wirkstoff; 1000 ml demineralisiertes Wasser + 0,001% Polysorbat 20; Zugabe von 8,77 g NaCl nach 60 min (entsprechend einer 0,15 M Lösung; 272 nm bzw. 331 nm; MW ± s, n = 5

Freisetzungsuntersuchungen der Siebfraktion der erstarrten Schmelze in demineralisiertem Wasser zeigten ein vergleichbares Freisetzungsprofil zum Naproxen-EUDRAGIT® E PO-Polyelektrolytkomplex. Die Interaktion zwischen Polymer und Wirkstoff führte zu einer deutlich verminderten Freisetzung im Vergleich zum ohnehin schon schlecht-löslichen Naproxen-Reinstoff. Nach NaCl-Elektrolytzugabe (60 min) konnte die Wirkstofffreisetzung beschleunigt werden; der Effekt war allerdings deutlich vermindert (30% Wirkstofffreisetzung nach 120 min) verglichen mit der Freisetzung aus dem Naproxen-EUDRAGIT® E PO-Polyelektrolytkomplex.

Bei der in der DSC beobachteten Interaktion zwischen Wirkstoff und Polymer könnte es sich somit ebenfalls um eine Säure-Base-Reaktion handeln. Der vermutlich gebildete Polyelektrolytkomplex zeigte nur eine geringe Reaktion auf das zugesetzte NaCl. Weitere Untersuchungen müssten durchgeführt werden, ob der freisetzungsbeschleunigende Effekt bei anderen NaCl-Konzentrationen deutlicher ausfallen würde (vgl. 3.1.7.2).

Kollicoat® Smartseal

Für die Übertragung dieses Konzeptes könnte das seit kurzem zugelassene Kollicoat® Smartseal (Kolter et al. 2010) eine weitere Alternative sein (Abbildung 52). Die Substanz ist bisher nur in einer 30%-igen wässrigen Dispersion, die für geschmacksmaskierende Überzuge geeignet ist, verfügbar. Da für das in dieser Arbeit vorgestellte Konzept pulverförmiges Material vorliegen sollte, konnte das Polymer im Rahmen dieser Arbeit noch nicht analysiert werden.

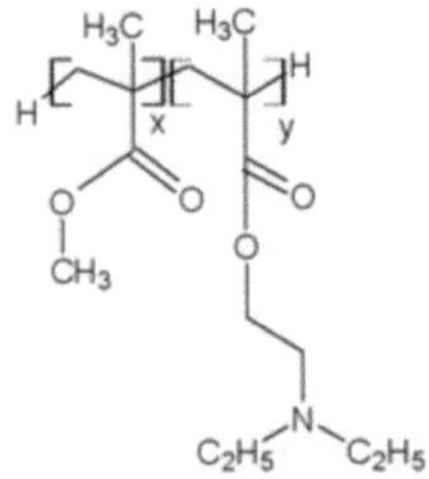

Abbildung 52: Grundstruktur von Kollicoat® Smartseal

Das basische Zentrum des Moleküls ist vergleichbar zum EUDRAGIT® E PO ein tertiäres Amin. Die zwei Ethylgruppen am Stickstoff sollten durch einen elektronenschiebenden Effekt zu einer leicht erhöhten Basizität führen, gleichzeitig aber auch zu einer sterischen Hinderung des Stickstoffs. Ein Vergleich der strukturell ähnlichen Polymere EUDRAGIT® E PO und Kollicoat® Smartseal könnte in Hinblick auf die Möglichkeit der Polyelektrolytkomplexbildung während einer Schmelzextrusion für die Stabilität bei der Lagerung und eine eventuelle Freisetzungssteuerung durch pH-neutrale Elektrolyte interessant sein.

3.2. Arzneiformen auf Basis von Polyelektrolytkomplexen

3.2.1. Rolle der Schmelzextrusion

Der Einsatz der Schmelzextrusion diente im Rahmen dieser Arbeit primär zur lösungsmittelfreien Herstellung von Wirkstoff-Polyelektrolytkomplexen. In der Schmelze sollten durch eine Säure-Base-Reaktion Wirkstoff und Polymer in ihren ionischen Zustand überführt werden und durch elektrostatische Wechselwirkungen einen Polyelektrolytkomplex bilden. In Hinblick auf die Entwicklung von festen Darreichungsformen bot der Prozess als Extrusionsverfahren weitere Vorteile in der Verarbeitung zu Arzneiformen. Die Mahlung der Extrudate zu Granulaten führte zu einer Fließfähigkeitsverbesserung gegenüber den Ausgangsmaterialien.

Frei fließende Pulvermischungen sind essentiell für einen permanenten Materialfluss in die Matrizen der Tablettenpresse und damit für die Gleichförmigkeit der Arzneiformen (Kato et al. 2005). Im Allgemeinen lässt sich die Fließfähigkeit einer Pulvermischung durch Vergrößerung der Ausgangspartikel verbessern. Bei Partikeln um 10 µm, wie sie in der physikalischen Mischung von Naproxen und EUDRAGIT® E PO auftreten (Tabelle 3), tritt in der Regel eine starke Kohäsivität auf. Partikel größer als 250 µm sind dagegen meistens frei-fließend.

Damit der Einfluss der Schmelzextrusion auf die Fließfähigkeit der Pulvermischung objektiv beurteilt werden konnte, wurden die beiden Mischungen mit Hilfe einer Ringscherzelle nach Schulze analysiert (6.2.2.12). Dafür wurde eine ringförmige Messkammer mit der zu messenden Probe befüllt. Durch die Scherbewegung eines mit definierter Kraft aufsetzbaren Druckringes wurde als Verhältnis der Verfestigungsspannung zur Schüttgutfestigkeit der ff_c-Wert bestimmt (Schulze 2009). Je höher der ff_c-Wert ist, desto fließfähiger ist ein Pulver bzw. eine Pulvermischung. Als Bewertungsschema diente die Einteilung nach Jenike ($ff_c < 1$: nicht fließend; $1 < ff_c < 2$: sehr kohäsiv; $2 < ff_c < 4$: kohäsiv; $4 < ff_c < 10$: leicht fließend; $10 < ff_c$: frei fließend) (1964).

Während die physikalische Mischung mit ff_c-Werten von 2,93 und 2,91 auf Grund der Partikelgrößen der Ausgangsstoffe (Tabelle 3) ein erwartungsgemäß kohäsives Fließverhalten zeigte, konnte die schmelzgranulierte Siebfraktion des Naproxen-EUDRAGIT® E PO-Polyelektrolytkomplexes als frei fließend charakterisiert werden

(Tabelle 9). Neben der Säure-Base-Reaktion ohne Lösungsmittel wurden somit zusätzliche verfahrenstechnische Vorteile der Schmelzextrusion und anschließenden Mahlung aufgezeigt.

Tabelle 9: ff_c-Werte der gemahlenen Siebfraktion (355-500 µm) der Naproxen-EUDRAGIT® E PO-Extrudate sowie deren physikalischer Mischung

	1. Messung	2. Messung
physikalische Mischung von Naproxen-EUDRAGIT® E PO	2,93	2,91
Naproxen-EUDRAGIT® E PO	13,03	11,48

Die im weiteren Verlauf entwickelten Tabletten mit dem Naproxen-EUDRAGIT® E PO-Polyelektrolytkomplex wurden mit der 355-500 µm Siebfraktion der gemahlenen Extrudate hergestellt.

3.2.2. Einfluss von Puffermedien

Eine Möglichkeit, das der Arbeit zu Grunde liegende Konzept in eine Arzneizubereitung zu überführen, könnte eine gemeinsame Arzneiform aus dem Wirkstoff-Polyelektrolytkomplex und einem pH-neutralen Elektrolyten darstellen. Die Arzneiform könnte idealerweise den Wirkstoff, getriggert durch den Elektrolyten, zielgerichtet am Resorptionsort (bei einer verzögerten Freisetzung) oder gleichmäßig im Magen-Darm-System (bei einer verlängerten Freisetzung) freisetzen. Wie in Abschnitt 3.1.7.2 beschrieben, beeinflussen bereits geringe Elektrolytmengen die Stabilität des Naproxen-EUDRAGIT® E PO-Polyelektrolytkomplexes. Diese kleinen Elektrolytmengen im Milligramm-Bereich könnten mit dem Ziel einer modifizierten Freisetzung somit prinzipiell in eine Arzneizubereitung verwendet werden.

Zu berücksichtigen bleibt allerdings, dass biologische Medien grundsätzlich eine hohe Konzentration verschiedener Ionen enthalten (Mahe et al. 1992; Lindahl et al. 1997) (3.1.7.2). Für die Ermittlung des Einflusses von konventionellen Puffermedien auf den Wirkstoff-Polyelektrolytkomplex wurden Untersuchungen im Phosphatpuffer pH 6,8 des Europäischen Arzneibuches durchgeführt. Abbildung 53 zeigt die freigesetzte Naproxen-Menge aus dem Naproxen-EUDRAGIT® E PO-Polyelektrolytkomplex innerhalb von 12 Stunden. Der Wirkstoff wurde dabei unmittelbar freigegeben (> 75% innerhalb von 45 Minuten), ohne dass eine zusätzliche Elektrolytzufuhr erfolgte.

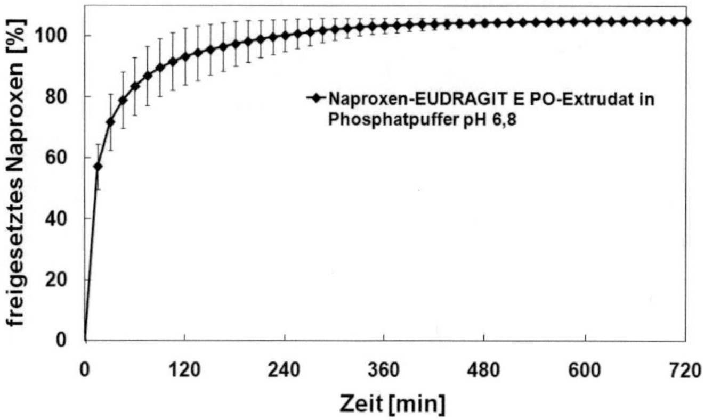

Abbildung 53: Wirkstofffreisetzung aus dem Naproxen-EUDRAGIT® E PO-Schmelzextrudat (355-500 µm Fraktion); 50 mg Wirkstoff; 1000 ml Phosphatpuffer pH 6,8 Ph. Eur.; 272 nm; MW ± s, n = 5

3.2.3. Verarbeitung zu Arzneiformen

Die im Rahmen dieser Arbeit bisher dargestellten Erkenntnisse wurden auf zwei unterschiedliche Arten zur Entwicklung von Arzneiformen genutzt (Kindermann et al. 2011a). Da die Formulierung zu Kapseln als Arzneiformen in Vorversuchen zu Interaktionen des Wirkstoff-Polyelektrolytkomplexes mit den Kapseln (Gelatine- und HPMC-Kapseln) führte, wurden im weiteren Verlauf Tabletten als Modellarzneiformen hergestellt.

Der erste Ansatz stellt eine Erweiterung des der Arbeit zu Grunde liegenden Schemas dar (vgl. Abbildung 3 und Abbildung 54). Bei einer möglichst hohen Naproxen-EUDRAGIT® E PO-Polyelektrolytkomplex-Beladung sollten monolithische Tabletten oder Mehrschichttabletten hergestellt werden, die ein mehrphasiges, modifiziertes Freisetzungsprofil ermöglichen. Der untere Teil des Schaubildes, der die gezielte Wirkstofffreisetzung aus einem Polyelektrolytkomplex durch neutrale Elektrolyte darstellt, sollte auf die physiologischen Bedingungen des Magens übertragen werden. Elektrolyte sollten dabei nicht zwingend Teil der Arzneiform sein; die Ionen aus den umgebenden Puffermedien konnten zur Freisetzungssteuerung genutzt werden.

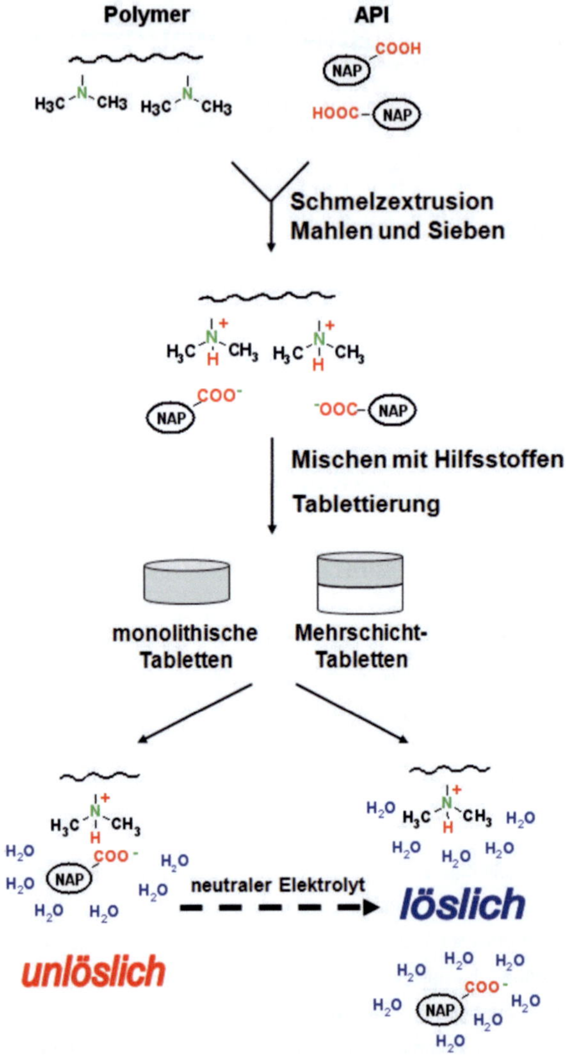

Abbildung 54: Ausgangsschaubild, erweitert um die Formulierungsentwicklung

Der zweite Ansatz wurde aus den im Rahmen dieser Arbeit erzielten Ergebnissen abgeleitet und hebt sich vom grundlegenden Schaubild dieser Arbeit ab. Der Naproxen-EUDRAGIT® E PO-Polyelektrolytkomplex einer äquimolaren Mischung der Ausgangsstoffe wies eine Glasübergangstemperatur von 37°C auf. Damit lag sie höher als die Vorhersage durch die Gordon-Taylor-Gleichung (Abschnitt 3.1.1.3). Intermolekulare Bindungskräfte zwischen den entgegengesetzt geladenen Komponenten wurden als Grund für die abweichende Glasübergangstemperatur abgeleitet. Die Interaktion zwischen Wirkstoff- und Polymermolekülen führte vermutlich zur Lagerstabilität unter *long-term* und *intermediate* conditions entsprechend der ICH-Richtlinie Q1A (R2) (Abschnitt 3.1.6).

Diese Interaktion sollte als Vorteil gegenüber dem in Arzneiformen bevorzugt eingesetzten, gut löslichen Naproxen-Natrium herausgearbeitet werden. Bei Naproxen-Natrium treten bei relativen Feuchten üblicher Lagerungsbedingungen (40-75% relativer Feuchte) in der Literatur beschriebene Modifikationswechsel auf (Di Martino et al. 2001). Die Stabilität des im Polyelektrolytkomplex gebildeten deprotonierten Naproxens gegenüber Feuchte sollte mit dem in pharmazeutischen Produkten eingesetzten Naproxen-Natrium verglichen werden.

3.2.4. Tablettenformulierung mit modifizierter Wirkstofffreisetzung

Eine Mischung aus 98,5% des gemahlenen Extrudates (Siebfraktion 355-500 µm) und 1,5% Tablettierhilfsstoffen (1% Magnesiumstearat als Schmiermittel und 0,5% hochdisperses Siliciumdioxid als Fließregulierungsmittel) wurde zu Tabletten mit 12 mm Durchmesser an einer Rundläufertablettenpresse bei einer Tablettierkraft von 10 kN verpresst. Die Tabletten wurden ohne Elektrolytanteil hergestellt, da die Ionen aus dem Puffermedium während der Freisetzungsuntersuchungen zur Modifizierung der Freisetzung genutzt werden sollten.

In Abbildung 55 ist der Freisetzungsverlauf dieser Tabletten im Vergleich zum bereits in Abbildung 53 dargestellten gemahlenen Naproxen-EUDRAGIT® E PO-Extrudat illustriert. Die Freisetzung erfolgte in Phosphatpuffer pH 6,8 (Ph. Eur. 7.0) über 12 Stunden. Die Tabletten erodierten während des Freisetzungsverlaufs; eine Quellung oder ein Zerfall waren nicht zu beobachten.

Nach 12 Stunden wurden ca. 73% Naproxen freigesetzt; nach 24 Stunden war die Freisetzung vollständig (Daten nicht gezeigt). Visuell zeigten die Tabletten eine gleichmäßige Wirkstofffreisetzung. Der Nachweis einer Kinetik 0. Ordnung wurde durch eine Korrelation der Werte bis 60% Wirkstofffreisetzung bei linearer Auftragung der Zeit- und Freisetzungsachse erbracht. Mit einem Bestimmtheitsmaß (R^2) von 0,997 konnte eine Kinetik 0. Ordnung belegt werden. Da es sich um eine erodierende Matrix handelte, schien damit die Geschwindigkeit der Erosion in Korrelation zur Diffusionsschicht der Tabletten zu stehen. Dieser Mechanismus wird nach Siepmann und Göpferich (2001) als Oberflächenerosion bezeichnet (vgl. auch 3.1.7.5).

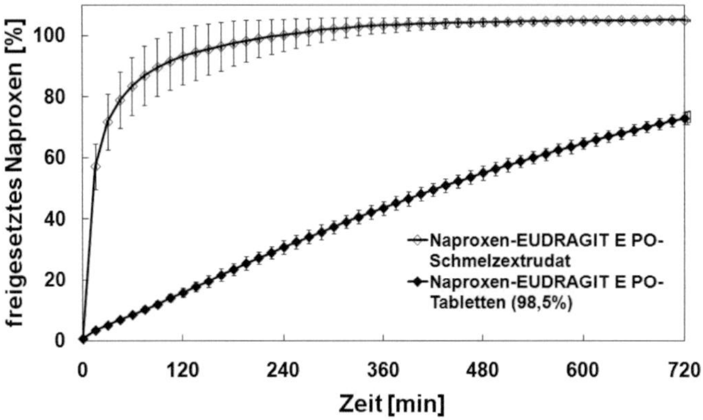

Abbildung 55: Wirkstofffreisetzung aus dem Naproxen-EUDRAGIT® E PO-Schmelzextrudat (355-500 µm Fraktion) und den Naproxen-EUDRAGIT® E PO-Tabletten mit 98,5% Komplexbeladung; 50 bzw. 100 mg Wirkstoff; 1000 ml Phosphatpuffer pH 6,8 Ph. Eur.; 272 nm; MW ± s, n = 5

Natriumchlorid wird in der Entwicklung von Arzneiformen u.a. auch als Porenbildner eingesetzt (Güreş und Kleinebudde 2011). Dabei führt das schnelle Auflösen des Salzes zur Vergrößerung der relativen Oberfläche und zu einer beschleunigten Freisetzung. Als zweite Beispielformulierung wurden in dieser Arbeit 30% des Wirkstoff-Polyelektrolytkomplexes durch NaCl ersetzt und an der Rundläufertablettenpresse mit einer Presskraft von 10 kN verpresst.

Mittels bildgebender NIR-Mikroskopie (Abbildung 56) ist die Konzentrationsverteilung des Extrudates und damit indirekt der NaCl-Kristalle eines Extrudatquerschnittes dargestellt. Rottöne geben eine hohe Konzentration des Polyelektrolytkomplexes an und Blautöne eine niedrige. Der Anteil von NaCl ergibt sich komplementär, da der restliche Anteil an Hilfsstoffen 1,5% betrug und daher vernachlässigt werden konnte. Extrudatpartikel umschließen in der mikroskopischen Aufnahme mehrere kubische Strukturen mit einem Durchmesser von ungefähr 300 µm.

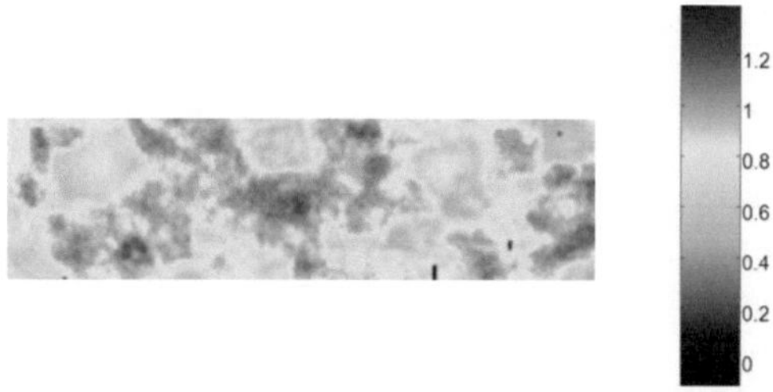

Abbildung 56: Nahinfrarot-mikroskopische Untersuchung der Konzentrationsverteilung des Extrudates und damit indirekt der NaCl-Kristalle in einem Tablettenquerschnitt (5,5 x 2 mm)

Anhand der rasterelektronenmikroskopischen Aufnahme der Tabletten mit 30% NaCl (Abbildung 57) ist eine relativ gleichmäßige Oberfläche zu erkennen, an der teilweise NaCl-Kristalle in charakteristisch kubischer Form zu erkennen sind. Die Verteilung der NaCl-Kristalle an der Oberfläche war dabei gleichmäßig, ähnlich zur Verteilung im Querschnitt in der NIR-mikroskopischen Aufnahme (Abbildung 56).

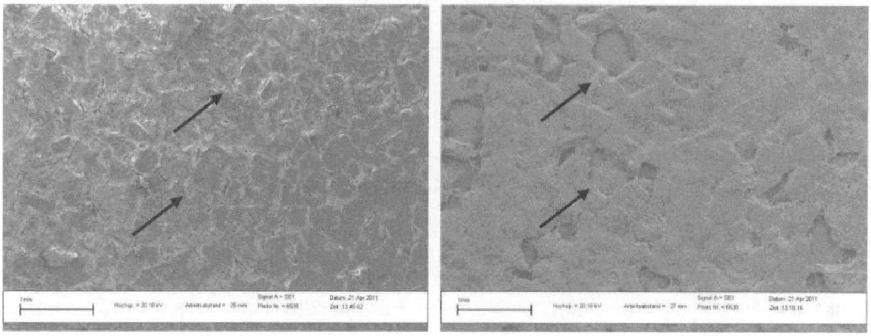

Abbildung 57: Rasterelektronenmikroskopische Aufnahmen der Naproxen-EUDRAGIT® E PO-Tabletten ohne (links) und nach (rechts) Auflegen eines befeuchteten Filterpapiers

Ein mit demineralisiertem Wasser befeuchtetes Filterpapier wurde auf eine der Tabletten für eine Minute platziert. Nach Trocknung im Exsikkator wurde die Tablette ebenfalls im Rasterelektronenmikroskop untersucht. Die Oberfläche zeigte Vertiefungen, die der Form der NaCl-Kristalle entsprachen. Durch die Vergrößerung der relativen Oberfläche bei Freisetzung von NaCl kann somit eine beschleunigte Freisetzung vermutet werden.

Während des Freisetzungsverlaufs zerfielen auch die Tabletten mit 30% NaCl-Anteil nicht innerhalb von 12 Stunden. Es zeigte sich dabei eine – trotz des mit 30% großen NaCl-Anteils – nur geringe Beschleunigung der Freisetzung (Abbildung 58). Da der

Effekt trotz 30% NaCl in der Tablette marginal ausfiel, wurde dieser Ansatz nicht weiter verfolgt.

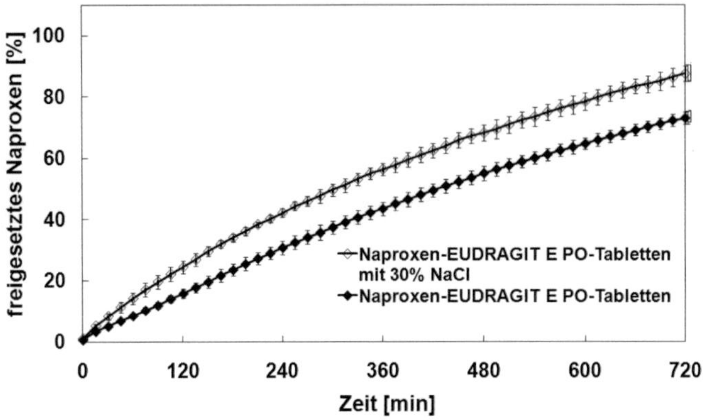

Abbildung 58: Wirkstofffreisetzung von Naproxen-EUDRAGIT® E PO-Tabletten mit 98,5% Komplexbeladung; 69 bzw. 100 mg Wirkstoff; 1000 ml Phosphatpuffer pH 6,8 Ph. Eur.; 272 nm; MW ± s, n = 5

Die höchstmögliche Konzentration an Naproxen-EUDRAGIT® E PO-Polyelektrolytkomplex in einer Tablette führte zu einer modifizierten, verlängerten Freisetzung. Damit ein vergleichbares, schnell freisetzendes Freisetzungsprofil ähnlich dem gemahlenen Extrudat erhalten werden konnte, sollte die Tablette schnell in einzelne Partikel zerfallen. Daher wurden der Tablettiermischung weitere Hilfsstoffe zugesetzt. Die Wirkstoff-Polyelektrolytkomplex-Beladung der Tabletten wurde auf 70% reduziert und silifizierte mikrokristalline Cellulose (SMCC; Prosolv® SMCC HD 90) als Füllstoff und Trockenbindemittel genutzt. Diese vermindert die Klebetendenz von Pulvermischungen an den Tablettenstempeln. Obwohl Tabletten mit SMCC schnell zerfallen, weisen diese aufgrund des plastischen Pressverhaltens der Cellulose meist hohe Druckfestigkeiten auf (Gohel und Jogani 2005). Zusätzlich wurde Crospovidon (Kollidon® CL) der Tablettenformulierung als Zerfallshilfsmittel zugesetzt. Zum Vergleich wurden weitere Tablettiermischungen mit einer Presskraft von 10 kN zu planaren Tabletten mit 12 mm Durchmesser verpresst: die entsprechende physikalische Mischung von Naproxen und EUDRAGIT® E PO, eine Naproxen-Mischung, die an Stelle von EUDRAGIT® E PO zusätzliches SMCC enthielt und die entsprechenden Mischungen des Naproxen-Natrium-Salzes (Tabelle 10).

Tabelle 10: Quantitative Zusammensetzungen der Tablettenformulierungen T1-T5 in Prozent

	Naproxen	EUDRAGIT® E PO	Naproxen-Natrium	Prosolv® SMCC HD 90	Kollidon® CL	Aerosil® 200	Magnesium-stearat
T1	29,4 als Polyelektrolytkomplex	40,6		24,5	4	0,5	1
T2	29,4	40,6		24,5	4	0,5	1
T3		39,06	30,94	24,5	4	0,5	1
T4	29,4			65,1	4	0,5	1
T5			30,94	63,56	4	0,5	1

Sowohl bei der Tablettierung als auch bei der Charakterisierung der Tabletten ergaben sich erwartungsgemäß hohe Abweichungen zwischen den Eigenschaften einzelner Chargen (Tabelle 11).

Tabelle 11: Einstellungen der Rundläufertablettenpresse und Eigenschaften der resultierenden Tabletten; MW ± s, n = 10 (Druckfestigkeit, Höhe, Breite), n = 50 (Presskraft, Masse, Aushebekraft)

	Presskraft [kN]	Masse [mg]	Aushebekraft [N]	Druckfestigkeit [N/mm²]	Höhe [mm]	Breite [mm]
T1	9,99±0,45	339,26±2,47	121,5±2,5	0,60±0,07	2,94±0,01	12,13±0,02
T2	9,88±0,42	339,65±1,63	121,8±2,7	4,10±0,23	2,83±0,01	12,11±0,02
T3	10,04±0,48	339,42±1,73	139,0±25,6	2,55±0,11	2,76±0,01	12,07±0,02
T4	9,95±0,25	339,32±1,62	123,5±11,1	2,22±0,08	2,45±0,01	12,04±0,01
T5	10,12±0,25	339,19±1,96	184,0±19,9	1,63±0,07	2,47±0,01	12,05±0,01

Die Bruchkraft von Tabletten ist ein Maß ihrer mechanischen Stabilität, für die im Arzneibuch keine Grenzwerte vorgegeben sind. Die Tablettendimensionen haben einen entscheidenden Einfluss auf die mechanische Stabilität von Tabletten, so dass für einen Vergleich von Tabletten unterschiedlicher Größe die Druckfestigkeit berechnet wird. In die Gleichung nach Fell und Newton (1970), die für plane Tabletten entwickelt wurde, gehen neben der bestimmten Bruchkraft auch die Höhe und Durchmesser der Tablette ein. Je höher die Druckfestigkeit ist, desto größer ist ihre mechanische Stabilität.

$$\sigma = \frac{2 \cdot F}{\pi \cdot h \cdot d}$$

Gleichung 4: Gleichung nach Fell und Newton (1970) zur Bestimmung der Druckfestigkeit von biplanen Tabletten; F – Bruchkraft; h – Höhe der Tablette; d – Tablettendurchmesser

Die Härte der Tabletten wird maßgeblich von der Fähigkeit der beteiligten Substanzen bestimmt, interpartikuläre Wechselwirkungen auszubilden. Die Tabletten der Mischung T2 wiesen eine im Vergleich zu den anderen Tablettenchargen hohe Druckfestigkeit auf. In der Mischung, die zu 70% aus der äquimolaren, physikalischen Mischung von Naproxen und EUDRAGIT® E PO bestand, lagen Ausgangspartikel im unteren Mikrometerbereich vor (vgl. Tabelle 3). Im Gegensatz dazu wurde für die Tablettiermischung T1 mit einem Anteil von 70% die 355-500 µm-Siebfraktion des Naproxen-EUDRAGIT® E PO-Extrudates verwendet.

Ziel der Versuche war, Tabletten mit einer schnellen Freisetzung aus dem Wirkstoff-Polyelektrolytkomplex zu entwickeln. Daher wurden die Zerfallszeiten und Freisetzungsprofile der Tablettenformulierung T1 im Vergleich zu den Tablettenformulierungen T2 und T5 untersucht (Tabelle 12 und Abbildung 59).

Tabelle 12: Zerfallstest der Tablettenformulierungen T1, T2 und T5; Zeit bis zum Zerfall nach Ph. Eur. 2.9.1 (6.2.2.15) und Beschreibung des Zerfallverhaltens in der Zerfallsapparatur

	Zerfallstest
T1	60 s, Zerfall in kleine Partikel
T2	kein Zerfall innerhalb 15 min
T5	150 s, kontinuierliche Erosion von außen

Die nach dem Europäischen Arzneibuch durchgeführte Zerfallsprüfung der Tabletten mit 70% Wirkstoff-Polyelektrolytkomplex-Anteil führte zu einem raschen Zerfall aller Einheiten innerhalb von 60 Sekunden in Einzelpartikel. Innerhalb von 45 Minuten wurden etwa 58% Naproxen freigesetzt. Die Tabletten, die die physikalische Mischung enthielten, zerfielen nicht innerhalb von 15 Minuten, sondern blieben in der Form einer festen Matrix bestehen. Der Freisetzungsverlauf entsprach dabei einer verlängert freisetzenden Arzneiform, aus der innerhalb von 12 Stunden etwa 66% Wirkstoff freigesetzt wurde. Die als Vergleich eingesetzte Naproxen-Natrium-Formulierung zerfiel innerhalb von 150 Sekunden und lag innerhalb der ersten 5 Minuten vollständig gelöst vor.

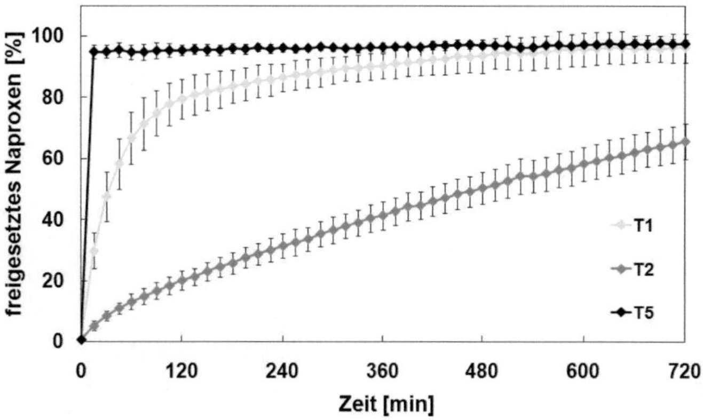

Abbildung 59: Wirkstofffreisetzung der Tablettenformulierungen T1, T2 und T5; 100 mg Wirkstoff; 1000 ml Phosphatpuffer pH 6,8 Ph. Eur.; 272 nm; MW ± s, n = 4

Durch den Einsatz zerfallsbeschleunigender Tablettierhilfsstoffe war es somit möglich, in Primärpartikel zerfallende Wirkstoff-Polyelektrolytkomplex-Tabletten mit 70%-iger Beladung herzustellen, die das Naproxen beschleunigt freisetzten.

Entwicklung von Zweischichttabletten

Die Möglichkeit, mit Hilfe des Naproxen-EUDRAGIT® E PO-Polyelektrolytkomplexes bei unterschiedlich hohen Beladungen sowohl verlängerte als auch unmittelbare Freisetzungsprofile zu erhalten, wurde um Zweischichttabletten (Abbildung 60) erweitert. Ziel war es, ausgelöst durch die Ionen des Puffermediums, ein zweiphasiges Wirkstofffreisetzungsprofil zu generieren. Der Tablettenteil mit 98,5% Komplexbeladung wird im Folgenden als „Prolonged"-Seite bezeichnet, der mit 65% als „Burst"-Seite (Abbildung 60). Die beschleunigte Wirkstofffreisetzung sollte für die „Burst"-Seite nochmals erhöht werden, so dass der Wirkstoffanteil in der „Burst"-Seite verglichen mit der Formulierung T1 um 5% reduziert wurde. Jeder Tablettenanteil enthielt die gleiche Menge an Wirkstoff (100 mg), so dass ein schwererer „Burst"-Teil resultierte. Dieser wurde zuerst mit einer Presskraft von 7 kN verpresst. Für den Pressvorgang der Zweischichttabletten wurde die Pulvermischung des „Prolonged"-Anteils in die Matrize gefüllt, gefolgt von der vorgepressten „Burst"-Seite und mit einer Presskraft von 10 kN tablettiert.

Abbildung 60 zeigt die rasterelektronenmikroskopische Aufnahme eines Querschnittes durch eine Zweischichttablette. In der Mitte des Ausschnittes ist eine deutliche

„Grenzlinie“ zwischen beiden Tablettenseiten zu erkennen. Es konnte gewährleistet werden, dass sich beide Seiten während der Freisetzung voneinander trennten. Der „Burst“-Anteil zerfiel innerhalb weniger Minuten in kleinere Partikel, während der „Prolonged“-Anteil über den Freisetzungsverlauf als monolithische Matrix erhalten blieb und dabei über 24 Stunden kontinuierlich erodierte.

1. **Seite: „Burst“ (100 mg Naproxen)**

   65% Naproxen-EUDRAGIT® E PO
   (≡ 29,4% Naproxen)
   31,5% Prosolv® SMCC HD 90
   2% Kollidon® CL
   0,5% Aerosil® 200
   1% Magnesiumstearat

2. **Seite: „Prolonged“ (100 mg Naproxen)**

   98,5% Naproxen-EUDRAGIT® E PO
   (≡ 41,4% Naproxen)
   0,5% Aerosil® 200
   1% Magnesiumstearat

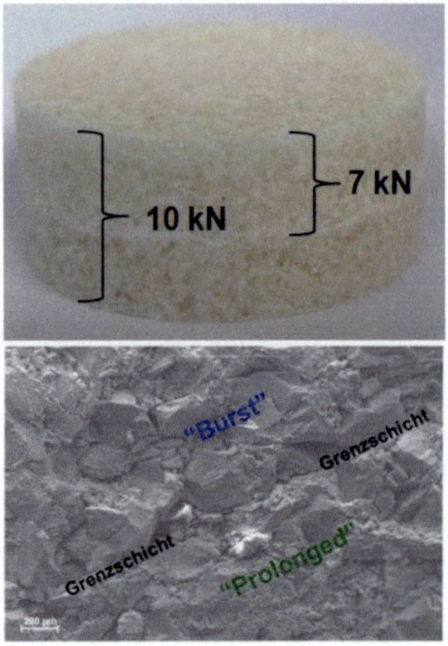

Abbildung 60: Zusammensetzung der Tablettenseiten der Zweischichttablette (links); Foto einer Zweischichttablette mit Angabe der an der Rundläuferpresse eingestellten Presskräfte (rechts oben); rasterelektronenmikroskopische Aufnahme eines Querschnitts durch die Zweischichttablette (rechts unten)

Das Freisetzungsprofil über 24 Stunden konnte in zwei Phasen eingeteilt werden (Abbildung 61). Die erste Phase war geprägt vom Zerfall des „Burst“-Anteils und dessen Wirkstofffreisetzung. Nach ungefähr 60 Minuten waren über 40% des Gesamtwirkstoffanteils freigesetzt. Der weitere Freisetzungsverlauf nach der vollständigen Wirkstoffabgabe aus dem „Burst“-Anteil entsprach einer verlängerten Freisetzung, die auf die Oberflächenerosion des „Prolonged“-Anteils zurückgeführt wurde.

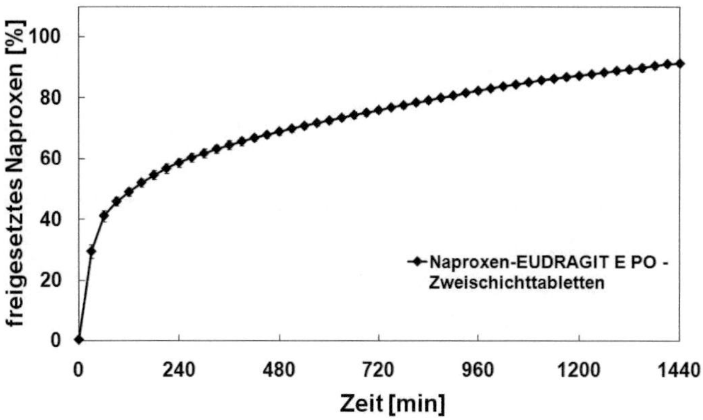

Abbildung 61: Wirkstofffreisetzung von Naproxen-EUDRAGIT® E PO-Zweischichttabletten; 200 mg Wirkstoff; 1000 ml Phosphatpuffer pH 6,8 Ph. Eur.; 272 nm; MW ± s, n = 5.

Die Druckfestigkeit der Zweischichttabletten lag bei ~0,7 N/mm^2 (Tabelle 13) und damit in einer ähnlichen Größenordnung wie die Tablettenformulierung T1. Die Wahl der 355-500 µm-Siebfraktion für die Tablettenformulierungen war vorteilhaft für eine frei fließende Pulvermischung. Für fortführende Untersuchungen bietet sich allerdings an, die Tablettenformulierung mit einer höheren Presskraft zu verarbeiten, damit Tabletten mit besserer mechanischer Stabilität resultieren.

Tabelle 13: Einstellungen der Rundläufertablettenpresse und Eigenschaften der resultierenden Zweischichttabletten (ZS 1); MW ± s, n = 10 (Druckfestigkeit, Höhe, Breite), n = 50 (Presskraft, Masse, Aushebekraft)

	Press-kraft [kN]	Masse [mg]	Aushebekraft [N]	Druckf. [N/mm^2]	Höhe [mm]	Breite [mm]
ZS 1	9,96±0,21	607,36±1,13	99,4±2,8	0,67±0,09	5,22±0,01	12,07±0,01

Für die Bestimmung der Gleichförmigkeit einzeldosierter Arzneiformen (2.9.40) reichte bei einer Dosis von 200 mg Naproxen pro Zweischichttablette und mit einem Wirkstoffanteil von 33% die Bestimmung der Gleichförmigkeit der Masse für nicht-überzogene Tabletten aus. Die durch den Herstellungsprozess bedingten geringen Masseschwankungen führten dazu, dass als härteres Kriterium die Gleichförmigkeit des Gehaltes bestimmt wurde. Dafür wurde von 10 bis auf die Tablettierhilfsstoffe vollständig gelösten Zweischichttabletten der Einzelgehalt mittels UV-Spektroskopie bestimmt und der Akzeptanzwert berechnet. Mit einem Wert von 6,6 wurden die Anforderungen der Arzneibuchmonographie (AV ≤ 15) erfüllt.

Die Zweischichttabletten wurden ebenfalls in einer 0,1 M Salzsäurelösung untersucht (Abbildung 62). Das Freisetzungsverhalten der nicht überzogenen Tabletten sollte in einem zum Magen (nüchtern) vergleichbaren pH-Wert von 1,15 (0,1 M Salzsäure) simuliert werden. Die quantitative Auswertung konnte dabei nur von den ersten 60 Minuten erfolgen. Nach etwa 90 Minuten kam es durch sich lösendes EUDRAGIT® E PO zu einer Schlierenbildung, die zu einer erhöhten Grundabsorption führte.

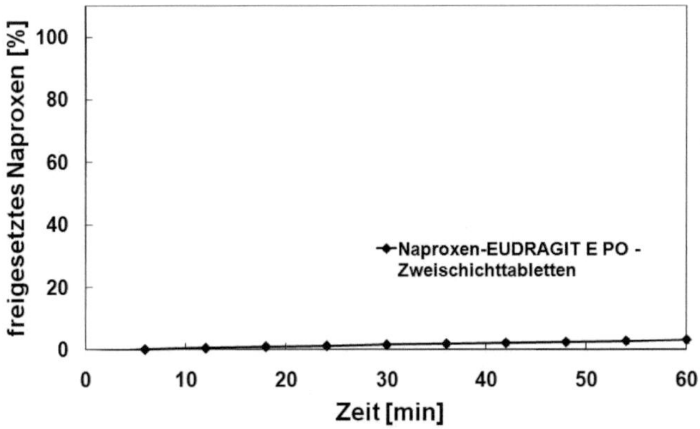

Abbildung 62: Wirkstofffreisetzung von Naproxen-EUDRAGIT® E PO-Zweischichttabletten; 200 mg Wirkstoff; 1000 ml 0,1 M Salzsäure; 272 nm; MW ± s, n = 6

Innerhalb der ersten 60 Minuten wurden nur etwa 3% Naproxen freigesetzt. Die pH-abhängige Löslichkeit führte zu einer verminderten Freisetzungsgeschwindigkeit trotz der hohen Chlorid-Konzentration durch die Salzsäure. An dieser Stelle kann dennoch nicht von einer eventuell magensaftresistenten Arzneiform gesprochen werden, da die im späteren Freisetzungsverlauf bis 2 Stunden auftretenden Schlieren durch das Polymer indirekt auf eine anteilige Spaltung des Polyelektrolytkomplexes schließen lassen. Übertragen auf das Magen-Darm-System würde der Polyelektrolytkomplex nach der Magenpassage somit nicht mehr als funktionelle Einheit zur Verfügung stehen.

3.2.5. Polyelektrolytkomplex im Vergleich zu Naproxen-Natrium

Durch eine Säure-Base-Reaktion während der Schmelzextrusion wurde ein Wirkstoff-Polyelektrolytkomplex aus entgegengesetzt geladenen Naproxen- und EUDRAGIT® E PO-Ionen gebildet. Der Nachweis der deprotonierten Wirkstoffmoleküle wurde mit Hilfe spektroskopischer Verfahren wie FT-IR- und Raman-Messungen erbracht (3.1.3.2). Die Freisetzung des Wirkstoff-Polyelektrolytkomplexes nach Salzzugabe zu demineralisiertem Wasser entsprach annäherungsweise dem Naproxen-Natrium-Salz (3.1.7.1). Der amorphe Zustand des Wirkstoffes im Komplex war unter den nach ICH-Richtlinie üblichen Lagerungsbedingungen stabil. Zusammenfassend lässt sich sagen, dass aus der nicht-ionischen Säure-Form während des Herstellungsprozesses die ionische Carboxylat-Form, stabilisiert in einem Komplex, gebildet wurde.

Wie in der Einleitung erwähnt, ist die Verwendung eines Salzes als chemische Modifikation eines Wirkstoffes eine bewährte Methode zur Erhöhung seiner Löslichkeit bzw. Lösungsgeschwindigkeit und damit seiner Bioverfügbarkeit. Der in der Arbeit entwickelte Ansatz kann genutzt werden, bestehende Wirkstoffpatente zu gut löslichen Salzen einer schwer löslichen Wirkstoffsäure zu umgehen. Gegenüber Patentbehörden kann der Standpunkt vertreten werden, dass kein Salz, sondern die nicht-ionische Säureform im Prozess eingesetzt wurde. Um eine Toxizitätsstudie für einen neuen Wirkstoffkomplex (vgl. Diclofenac-Diethylamin) zu vermeiden, könnte gegenüber Zulassungsbehörden argumentiert werden, dass es sich trotzdem um die bekannte Substanz handelt.

Grundsätzlich werden bei der Wahl der geeigneten Salzform für die Arzneiformenentwicklung mehrere Wirkstoffeigenschaften berücksichtigt. Von besonderer Bedeutung sind dabei u.a. eine möglichst geringe Hygroskopizität und die Stabilität der gewählten Kristallform bei verschiedenen Lagerungsbedingungen (Morris et al. 1994). Tritt ein Molekül in verschiedenen Kristallformen (Modifikationen) auf, spricht man von Polymorphie. Weisen diese dabei einen unterschiedlichen Gehalt von Lösungsmittelmolekülen auf, werden sie als pseudopolymorphe Formen bezeichnet, im Spezialfall von Wasser als Hydrate (Kuhnert-Brandstätter und Grimm 1968; Breitkreutz und Heun 2003). In einem Übersichtsartikel befasst sich Zografi (1988) allgemein mit dem Einfluss von Feuchtigkeit auf die physikalisch-chemischen Eigenschaften von Feststoffen und nennt neben der Kristallstruktur u.a. die Fließfähigkeit,

Kompaktierbarkeit und Freisetzungsrate als signifikante Parameter. Khankari und Grant (1995) stellen den Einfluss der Hydratbildung kritisch in den Kontext der Arzneiformenentwicklung durch pharmazeutische Herstellungsprozesse wie Feuchtgranulierungen und wässriges Überziehen mit Filmen. Sie greifen dabei einen „Entscheidungsbaum" auf, der den pharmazeutischen Nutzen von Hydraten mit Hilfe von analytischen Methoden einschätzt.

In der Literatur sind verschiedene pseudopolymorphe Formen für Naproxen-Natrium und eine Instabilität gegenüber Luftfeuchtigkeit bekannt. Di Martino et al. (2001) sowie Kim und Rousseau (2004) charakterisierten verschiedene Hydratformen von Naproxen-Natrium und untersuchten Hydratations- und Dehydrationsmechanismen bei verschiedenen relativen Feuchten und Trocknungsbedingungen. Nachdem 2007 eine weitere Hydratform des Naproxen-Natriums entdeckt wurde (Di Martino et al.), untersuchten Di Martino et al. (2008) und Joiris et al. (2008) den Einfluss dieser Hydratformen auf die Eigenschaften des Ausgangsmaterials und übliche technologische Herstellungsverfahren. In der ersten Studie wurde Naproxen-Natrium in einem *High-Shear-Mixer* feuchtgranuliert. Durch einen daraus entstandenen Modifikationswechsel kam es – je nach Trocknungsverfahren – zu einem unterschiedlichen Tablettierverhalten der jeweiligen Hydrate. In der zweiten Arbeit wurde das veränderte Verhalten der Hydratformen bei Verdichtung, Tablettierung und Kompaktierung genauer untersucht.

Um Naproxen-Salz und Naproxen-Komplex in Hinblick auf ihre Stabilität in der Arzneiformenentwicklung zu vergleichen, wurden in dieser Arbeit zunächst Sorptionsmessungen der vorliegenden Wirkstoffe und Ausgangsmaterialien des Polyelektrolytkomplexes durchgeführt. In Abbildung 63 sind die Sorptions- und Desorptionskurven von Naproxen und EUDRAGIT® E PO, des Naproxen-EUDRAGIT® E PO-Polyelektrolytkomplexes, der entsprechenden physikalischen Mischung und von Naproxen-Natrium bei 25°C dargestellt. Idealerweise wurde bei einem gravimetrischen Gleichgewicht (Massenänderung maximal 0,01% innerhalb von 30 Minuten) nach mindestens 120 Minuten auf die nächste Stufe gewechselt. Als Maximalzeit für eine Stufe wurden 48 Stunden festgelegt. Der Interpretationsfokus lag auf den nach ICH-Richtlinie üblichen Lagerungsbedingungen bis 75% relativer Feuchte (rF). Dabei wurde bei der Auswertung der Sorptionsisothermen der Einfluss der Temperatur zunächst nicht berücksichtigt. Röntgendiffraktogramme der Sorptionsisothermen ab 40% rF in 10%-Schritten wurden durchgeführt zur Überprüfung auf Modifikationswechsel (Abbildung 64). Die erhaltenen Beugungsmuster wurden ausgewertet und mit Literaturdaten verglichen (Di Martino et al. 2008).

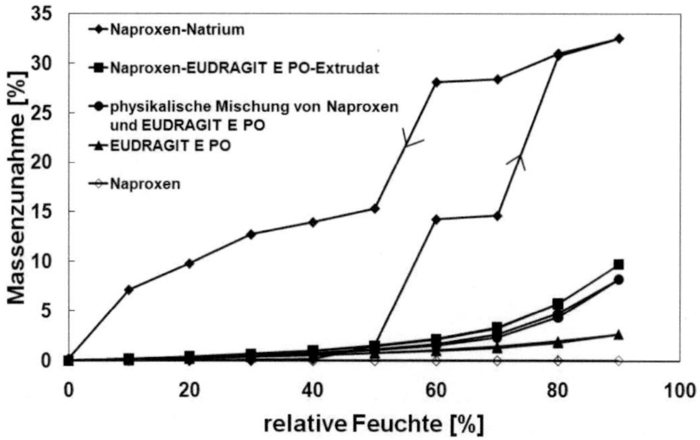

Abbildung 63: Sorptions- und Desorptionsisothermen von Naproxen, Naproxen-Natrium, EUDRAGIT® E PO, von dem gemahlenem Naproxen-EUDRAGIT® E PO-Schmelzextrudat (355-500 µm Siebfraktion) und der physikalischen Mischung von Naproxen und EUDRAGIT® E PO bei 25°C

Zur Auswertung der Diffraktogramme sind in der folgenden Tabelle 14 die für die jeweilige Naproxen-Natrium Hydratform charakteristischsten Röntgenreflexe mit der höchsten Intensität dargestellt.

Tabelle 14: Pseudopolymorphe Formen von Naproxen-Natrium und die jeweils drei Röntgenreflexe mit der höchsten Intensität

	Röntgenreflexe mit höchster Intensität (2 theta [°])
Naproxen-Natrium Anhydrat	13,0 – 17,4 – 22,4
Naproxen-Natrium Dihydrat	11,8 – 17,4 – 21,6
Naproxen-Natrium Tetrahydrat	19,4 – 26,5 – 29,6

Naproxen zeigte unter den gewählten Bedingungen gegenüber Luftfeuchte ein nahezu indifferentes Verhalten. Bei 90% rF betrug der maximale Massezuwachs durch Wasseraufnahme weniger als 0,1%. Die Röntgendiffraktogramme zeigten vergleichbare Beugungsmuster und Intensitäten und bestätigten, dass kein Modifikationswechsel stattgefunden hat.

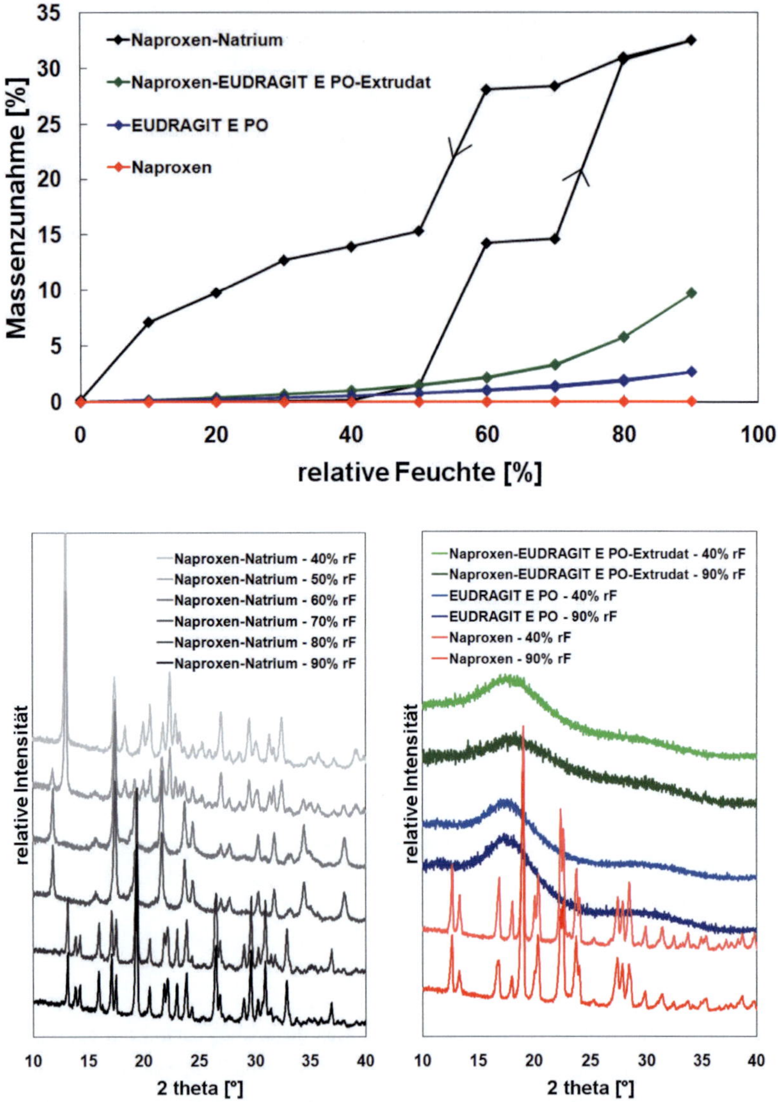

Abbildung 64: Sorptions- und Desorptionsisothermen von Naproxen-Natrium, dem gemahlenen Naproxen-EUDRAGIT® E PO-Schmelzextrudat, EUDRAGIT® E PO und Naproxen (355-500 µm Siebfraktion) bei 25°C sowie Röntgendiffraktogramme bei ausgewählten relativen Feuchten

Im Gegensatz zur nicht-ionischen Form nahm das Natriumsalz des Naproxens schon bei 60% rF ca. 14% und bei 90% rF über 30% Wasser auf. Außerdem bildeten Sorptions- und Desorptionsisotherme eine Hysteresefläche aus. Die Proben, die bei 40% rF aus dem Sorptionssystem entnommen wurden und das Pulver bei 50% rF zeigten ähnliche Beugungsmuster, die an Hand der Literaturquellen als Anhydrat-Form identifiziert wurden. In Messungen von Proben bei 50% rF waren erste Röntgenreflexe mit geringer Intensität zu erkennen, die für Naproxen-Natrium-Dihydrat charakteristisch sind. Das Diffraktogramm der bei 60% rF entnommenen Probe deutete die vollständige Umwandlung des Salzes zum Dihydrat an. Der mit der Diffraktogramm-Veränderung einhergehende prozentuale Massezuwachs von 15% entsprach, bei Bezug auf das Molekulargewicht der Substanz, einer Wasseraufnahme von 2 Mol. Ein Anstieg der relativen Feuchte auf 70% führte zu keiner weiteren Umwandlung, während die Proben aus dem Sorptionssystem bei 80% rF der Tetrahydrat-Form des Wirkstoff-Salzes entsprachen. Wiederum korrelierte der Massezuwachs von ca. 15% mit der Aufnahme von 2 Mol Wasser.

Für die Proben der Desorptionskurve wurden keine Röntgendiffraktogramme aufgenommen. Die Hysteresefläche deutete allerdings an, dass die jeweiligen Hydrate nicht direkt reversibel bei Auf- und Abwärtskurve waren. Folglich sollte ein bei Lagerung erfolgter Modifikationswechsel auch bei niedrigeren relativen Feuchten zunächst stabil bleiben.

Das amorphe Polymer EUDRAGIT® E PO nahm auch bei der höchsten relativen Feuchte von 90% weniger als 3% Wasser auf.

Die vom Naproxen-EUDRAGIT® E PO-Polyelektrolytkomplex vermessenen Proben am Röntgendiffraktometer zeigten sowohl bei 40 als auch 90%-iger rF die für amorphe Systeme charakteristischen Halos. Die Wasseraufnahme lag bei der für Langzeit-Stabilitätsmessungen üblichen relativen Feuchte von 60% bei 2,2% und damit deutlich unterhalb der des Naproxen-Salzes (14,3%) bei gleicher relativer Feuchte. Sorptions- und Desorptionsisotherme verliefen nahezu identisch. Es musste jedoch berücksichtigt werden, dass der Wirkstoff-Polyelektrolytkomplex verglichen mit den reinen Arzneistoffen Naproxen und Naproxen-Natrium nur 42% Wirkstoff enthielt.

Eine physikalische Mischung der Ausgangsmaterialien Naproxen und EUDRAGIT® E PO müsste bei Addition der Werte eine Wasserabsorption von ~1,5% bei 90% rF zeigen. Die gemessenen Werte der Mischung lagen allerdings mit 8,2% deutlich höher (Abbildung 63). Die Kurven, die eine kleine Hysteresefläche zeigen, entsprachen dabei in etwa der des gemahlenen Extrudates. Die Proben bei 40 und 90% rF zeigten beide ein für Naproxen charakteristisches Beugungsmuster, so dass Modifikationswechsel oder Amorphisierungsprozesse für dieses Phänomen ausgeschlossen werden konnten (Daten nicht gezeigt).

Weitere Untersuchungen sollten klären, ob die Modifikationswechsel des Naproxen-Salzes auch in einer Tablettenformulierung auftreten. Zum Vergleich wurde analysiert, ob sich die im Polyelektrolytkomplex gebildete ionische Form des Naproxens im amorphen Zustand auch in Tablettenform gegenüber Wasserdampf als stabiler erweist.

Für die bei gleicher Presskraft an einer Rundläufertablettenpresse hergestellten Tablettenformulierungen T1 und T5 aus Abschnitt 3.2.4 wurden analog zu den Ausgangssubstanzen Sorptions- und Desorptionsisothermen bestimmt (Abbildung 65).

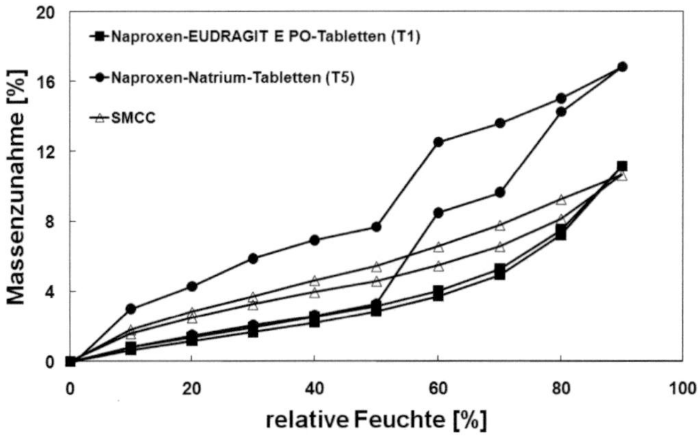

Abbildung 65: Sorptions- und Desorptionsisothermen von Naproxen-EUDRAGIT® E PO-Tabletten (T1) und Naproxen-Natrium-Tabletten (T5) bei 25°C

Auf Grund des mit über 20% (T1) bzw. 60% (T5) großen Anteils von SMCC an den Tablettierformulierungen wurde für diese Substanz ebenfalls der Einfluss der relativen Feuchte untersucht. SMCC zeigte einen sigmoiden Verlauf der Massenzunahme bis zu einem Maximalwert von 10,6% bei 90% rF.

Das für Naproxen-Natrium beschriebene Verhalten gegenüber Feuchte ließ sich auch bei den Tabletten wiederfinden. Auf Grund des geringeren Anteils des Salzes in der Formulierung im Vergleich zum Ausgangsmaterial (30,94% statt 100%) fielen die Stufen der Massenzunahme bei den Hydratwechseln dementsprechend kleiner aus. In diesem Fall entsprach eine Massenzunahme von ca. 4,5% ungefähr zwei Mol Wasser.

Das pseudopolymorphe Tetrahydrat wurde analog der Reinsubstanz ab 80% rF gebildet. Für die Naproxen-EUDRAGIT® E PO-Tabletten konnten – ausgehend von den Röntgenbeugungsmustern – auch bei 90% rF keine Rekristallisationstendenzen festgestellt werden. Die bei 2θ von 23° und 35° auftretenden Reflexe im Beugungsmuster der Tabletten waren auf den SMCC-Anteil zurückzuführen. Bei dem Diffraktogramm der Reinsubstanz SMCC traten an diesen Stellen vergleichbare Beugungsmuster auf (Abbildung 66).

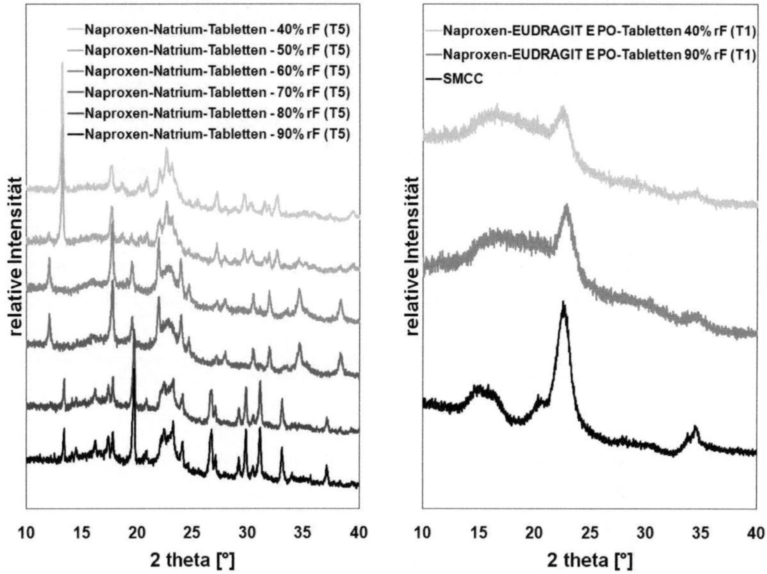

Abbildung 66: Röntgenbeugungsmuster von Naproxen-Natrium-Tabletten (T5, links), Naproxen-EUDRAGIT® E PO-Tabletten (T1, rechts) und SMCC bei unterschiedlichen relativen Feuchten

Naproxen-EUDRAGIT® E PO-Tabletten (T1) und Naproxen-Natrium-Tabletten (T3) wurden exemplarisch zur Überprüfung der Lagerstabilität eingelagert. Dafür wurden *accelerated conditions* entsprechend der ICH-Richtlinie gewählt. Die Tabletten wurden sowohl mit als auch ohne Trockenmittel gelagert und nach 2 Monaten mit dem Röntgendiffraktometer (6.2.2.2) vermessen (Abbildung 67).

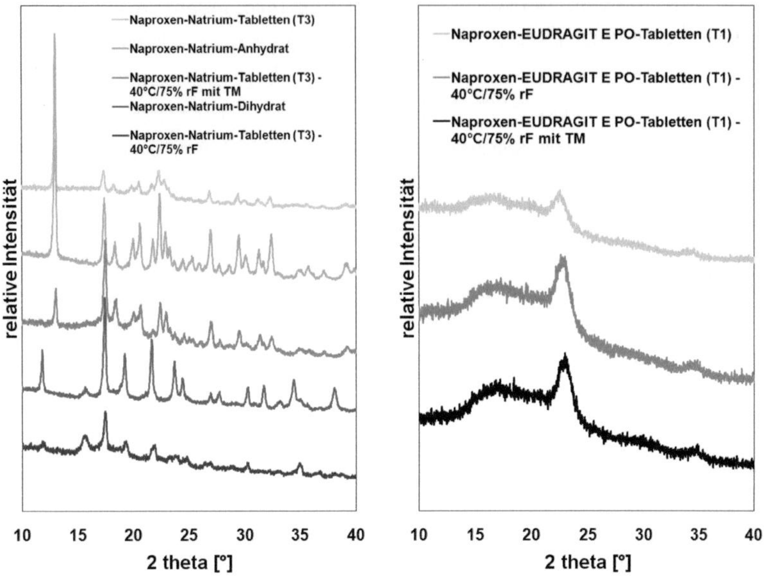

Abbildung 67: Stabilitätseinlagerung unter *accelerated conditions*: Röntgenbeugungsmuster von Naproxen-Natrium-Tabletten (T3, links), Naproxen-EUDRAGIT® E PO-Tabletten (T1, rechts)

Obwohl die Lagerungstemperatur mit 40°C über der Glasübergangstemperatur des Naproxen-EUDRAGIT® E PO-Polyelektrolytkomplexes (33°C) lag, wurde keine Veränderung im Diffraktogramm detektiert. Das Fehlen für Naproxen charakteristischer Röntgenreflexe sprach für ein Ausbleiben von Rekristallisationsprozessen und damit die Stabilität des einphasigen amorphen Naproxen-EUDRAGIT® E PO-Systems.

Bei den Naproxen-Natrium-Tabletten (T3) kam es je nach Lagerungsbedingung zu einem Modifikationswechsel. Die nach der Herstellung gemörserten Tabletten zeigten Röntgenreflexe, die der Anhydrat-Form des Salzes zugeordnet werden konnten (vgl. Abbildung 64 und Abbildung 67). Die nach 2 Monaten bei 40°C mit Trockenmittel gelagerten Proben wiesen ein vergleichbares Diffraktogramm auf. Ohne Trockenmittel bei 75% rF bildete sich dagegen die pseudopolymorphe Dihydratform. Die bei unterschiedlichen relativen Feuchten während der Sorptionsmessungen erzielten Ergebnisse ließen sich somit bei Lagerungsbedingungen der ICH-Richtlinie bestätigen.

Folgende Schlussfolgerungen konnten beim Vergleich der Stabilität der Salzform gegenüber dem Polyelektrolytkomplex, abhängig von der relativen Feuchte, gezogen werden. Das in Arzneiformen bevorzugt eingesetzte Naproxen-Natrium zeigte sowohl als Reinsubstanz als auch in einer Tablettenformulierung schon unterhalb der in Langzeitstudien eingesetzten 60% rF jeweils eine Massenzunahme, die 2 Mol Wasser entsprach. Der Nachweis der Umwandlung zur pseudopolymorphen Dihydratform wurde anhand von Röntgenbeugungsmustern erbracht. Ab 80% rF wurde das Tetrahydrat des Salzes belegt. Die in der Schmelzextrusion entstehende ionische Naproxenform zeigte im Vergleich zum Naproxen-Salz eine deutlich erhöhte Stabilität, die vermutlich auf die intermolekularen, elektrostatischen Wechselwirkungen zurückgeführt werden kann. So erwies sich der einphasige, amorphe Wirkstoff-Polyelektrolytkomplex als lagerstabil unter *long-term* (25°C/60% rF), *intermediate* (30°C/65% rF) und *accelerated conditions* (40°C/75% rF) (mit und ohne TM). Zusätzlich konnte eine geringere Massezunahme in Sorptionsmessungen und ein stabiles amorphes System in isothermen Wassersorptionsmessungen bei 25°C auch bei 90% rF nachgewiesen werden.

3.3. Ausblick

Aufbauend auf den in dieser Arbeit erzielten Ergebnissen ergeben sich weitere Ansatzpunkte für die Weiterverfolgung des Konzeptes in der Entwicklung von Arzneiformen. Dabei handelt es sich einerseits um vertiefende Untersuchungen und andererseits um neue Fragestellungen, die im Rahmen dieser Arbeit aufgeworfen wurden.

- Übertragung auf in-vivo-Verhältnisse durch Untersuchungen in biorelevanten Medien

Die Übertragbarkeit der in-vitro-Ergebnisse aus der Arzneiformenentwicklung (3.2) auf in-vivo-Bedingungen sollte ausführlich analysiert werden. Die im Magen-Darm-System vorhandenen Ionen sind von entscheidender Bedeutung für die in Abschnitt 3.2.4 hergestellten Tabletten. Freisetzungsuntersuchungen in biorelevanten Medien könnten außerdem tiefergehende Erkenntnisse auf die Beeinflussung der Wirkstoff-Polyelektrolytkomplexe liefern.

- Wirkstoff-Polyelektrolytkomplexe mit basischen Wirkstoffen

In dieser Arbeit wurde die Wirkstoff-Polyelektrolytkomplex-Bildung von sauren Arzneistoffen und basischen Polymeren untersucht. Der nächste Schritt könnte die Übertragung der elektrolytgesteuerten Wirkstoff-Polyelektrolytkomplexbildung auf basische Wirkstoffe und saure Polymere sein.

- Erstellung eines Wirkstoff-Anforderungsprofils

Durch Erhöhung der Anzahl der untersuchten sauren Arzneistoffe kann die Aussagefähigkeit der prädiktiven Methoden verbessert werden (vgl. 3.1.1). Die Eingrenzung der Anforderungen an Wirkstoffe (pK_s, log P, Wasserlöslichkeit) in der Umsetzung des Konzeptes kann die Auswahl von geeigneten Arzneistoffen weiter vereinfachen und die Zahl von praktischen Versuchen minimieren.

- Mechanismus der Wirkstofffreisetzung aus den Wirkstoff-Polyelektrolytkomplexen

Die im ersten Teil des der Arbeit zu Grunde liegenden Konzeptes dargestellte Komplexbildung (Abbildung 3) wurde durch analytische Methoden belegt. Der Mechanismus der Wirkstofffreisetzung sollte durch weitergehende analytische Methoden im Freisetzungsmedium untersucht werden. Geeignet wären hierfür u.a. Mikroelektrophorese (Jimenez-Kairuz et al. 2003) zur Bestimmung des Zetapotentials an den Partikelgrenzflächen und in-situ FT-IR-Messungen. Diese Untersuchungen könnten eine Erklärung für den bei den physikalischen Mischungen (Furosemid-EUDRAGIT® E PO und Naproxen-EUDRAGIT® E PO) auftretenden Freisetzungseffekt nach Elektrolytzugabe liefern (vgl. 3.1.7.1 und 3.1.8).

- Ansatzpunkte für weitere Arzneiformen

In dieser Arbeit konnte gezeigt werden, dass das unter Lagerung nach der ICH-Richtlinie instabile Naproxen-Salz im Naproxen-EUDRAGIT® E PO-Komplex stabilisiert werden kann. Auf Grund der in Puffermedien vorkommenden Ionen lässt sich zusätzlich das Freisetzungsverhalten dieses Komplexes durch die Beladung der Tabletten (bis 98,5%) und die Wahl der Hilfsstoffe von verlängerten bis unmittelbaren Profilen steuern.

Wintermantel und Ha greifen in ihrem Buch (2008) eine Definition auf, die therapeutische Systeme als Darreichungsformen beschreibt, die „einen oder mehrere Arzneistoffe in vorausbestimmter Rate kontinuierlich über einen festgelegten Zeitraum an einen festgelegen Anwendungsort“ abgeben. Angelehnt an den grundsätzlichen Aufbau eines therapeutischen Systems nach Heilmann (1983) wird die Abgabe des Wirkstoffs aus der „Energiequelle“ Polyelektrolytkomplex im Rahmen des Konzeptes dieser Arbeit durch Elektrolyte kontrolliert. Werden die in den Puffermedien vorhandenen Elektrolyte zur Freisetzungssteuerung genutzt, kann dabei von einer „passiven“ Kontrolle der Freisetzung gesprochen werden. Ein Ziel könnte somit die Implementierung der Elektrolyte in die Arzneiform zur „aktiven“ Steuerung der Wirkstofffreisetzung bei der Entwicklung eines therapeutischen Systems darstellen.

4. Zusammenfassung

Die Erhöhung der peroralen Bioverfügbarkeit schwer löslicher Arzneistoffe ist eine der größten pharmazeutisch-technologischen Herausforderungen der Gegenwart. Ziel der Arbeit war die Verarbeitung von schwer löslichen, sauren Arzneistoffen mit pharmazeutisch genutzten, basischen Polymeren zu Wirkstoff-Polymer-Assoziaten (Polyelektrolytkomplexen), deren physikochemische Charakterisierung und Untersuchungen zur gezielten Wirkstofffreisetzung aus diesen Komplexen.

Im Rahmen dieser Arbeit wurden neuartige Polyelektrolytkomplexe mit Hilfe von Schmelzextrusionsverfahren hergestellt. Am Beispiel des Modellarzneistoffes Naproxen und einem basischen Polymethacrylat (EUDRAGIT® E PO) wurde im Kleinstmaßstab (Dynamische Differenzleistungskalorimetrie, Heiztischmikroskopie, Gordon-Taylor-Gleichung) die Möglichkeit einer intermolekularen Säure-Base-Reaktion in der Schmelze überprüft. Das Herstellungsverfahren wurde erfolgreich mit unterschiedlichen Arzneistoff-Polymer-Verhältnissen auf einen Zweischneckenextruder mit einem Durchsatz von bis zu 1,4 kg pro Stunde übertragen.

Mittels Thermoanalyse und Röntgenstrukturanalyse wurde die Bildung eines einphasigen amorphen Systems aus Naproxen und EUDRAGIT® E PO bestätigt. Eine Säure-Base-Interaktion während des Herstellungsprozesses wurde über spektroskopische Verfahren nachgewiesen. Die Ausbildung der Interaktion wurde erstmalig mittels FT-IR- und Raman-Spektroskopie „in-situ“ beobachtet. Elektrostatische Wechselwirkungen zwischen den entgegengesetzt geladenen Molekülen führten zu stabilen amorphen Systemen trotz niedriger Glasübergangstemperatur (~35°C) und trotz hoher Rekristallisationstendenz des Wirkstoffs. Die physikalische Stabilität der hergestellten Extrudate wurde durch Lagerungsversuche gemäß den ICH-Richtlinien bei Intermediär- und Langzeitbedingungen bestätigt.

Das Freisetzungsverhalten der Polyelektrolytkomplexe konnte in demineralisiertem Wasser durch die Zugabe von pH-neutralen Elektrolyten gezielt beeinflusst werden. Ausgelöst durch den Elektrolyt-Stimulus kam es zu einem „Burst“-Effekt. Der Freisetzungsverlauf näherte sich dem Profil der gut löslichen Salzform des Naproxens an. Der Effekt war dabei sowohl von der Art als auch von der Konzentration des eingesetzten Elektrolyten abhängig. Die Intensität des Effektes nahm mit steigendem Anionen-Radius des Elektrolyten ab.

Tabletten mit einer Beladung von 98,5% Polyelektrolytkomplex konnten entwickelt und hergestellt werden. Durch die Ionen im Phosphatpuffer pH 6,8 Ph. Eur. wurde der Arzneistoff über 24 Stunden verzögert freigesetzt. Eine Freisetzungskinetik 0. Ordnung konnte durch Oberflächenerosion der Tabletten erreicht werden. Durch Einsatz zerfallsbeschleunigender Hilfsstoffe wurden Zweischichttabletten entwickelt, die mit einer schnellfreisetzenden und einer retardierenden Seite ein biphasisches Freisetzungsverhalten zeigten.

Das grundlegende Konzept, durch eine in der Schmelze stattfindende Säure-Base-Reaktion einen Polyelektrolytkomplex herzustellen, der bei Elektrolytzugabe den Wirkstoff gezielt freigibt, wurde in der vorliegenden Arbeit für weitere Arzneistoffe und ein Polymer bestätigt.

Im Rahmen der Arbeit wurde ein neuer Ansatz zur Verarbeitung schwer löslicher, saurer Arzneistoffe entwickelt und vorgestellt. Dieser erlaubt es, die Löslichkeit und Lösungsgeschwindigkeit von schwerlöslichen Wirkstoffen zu erhöhen. Stabilitätsnachteile der Salzformen von Arzneistoffen entfallen durch die Bildung des Polyelektrolytkomplexes. Unterschiedlich modifizierte in-vitro-Freisetzungsprofile konnten durch die Zugabe von Elektrolyten und Puffermedien erreicht werden. Somit lassen sich mehrschichtige Tabletten mit maßgeschneiderten Freisetzungseigenschaften herstellen.

5. Conclusion

Improving oral bioavailability of poorly soluble drugs is one of the major pharmaceutical-technological challenges of the future. The aim of this work was the formation of drug-polymer associates (drug-polyelectrolyte complexes) composed of poorly soluble, acidic drugs with pharmaceutically used, basic polymers. Furthermore, their physicochemical properties and targeted drug release from the complexes should be investigated.

In this study, novel drug-polyelectrolyte complexes were produced by hot-melt extrusion. A potential intermolecular acid-base reaction between model drug substance naproxen and basic polymethacrylate (EUDRAGIT® E PO) in the melt was analyzed in small-scale pilot tests by differential scanning calorimetry, hot-stage microscopy and the Gordon-Taylor equation. This procedure was successfully transferred to a twin-screw extruder with a yield of 1.4 kg/h for several drug-polymer ratios.

By means of thermo- and x-ray analytics the formation of single-phase amorphous systems could be confirmed. An acid-base reaction during the manufacturing process could be proved by spectroscopic methods. For the first time, the interaction was demonstrated "in-situ" by FT-IR as well as by Raman spectroscopy. Electrostatic interactions of the counter-ionic molecules led to stable amorphous systems despite of low glass transition temperatures (~35°C) and high recrystallizing tendencies of naproxen. The physical stability of naproxen-EUDRAGIT® E PO extrudates was confirmed by stability tests according to the ICH-guideline under long-term and intermediate conditions.

Tailor-made release patterns of polyelectrolyte complexes were enabled by the addition of pH-neutral electrolytes in demineralized water. Triggered by the electrolyte stimulus, a burst effect was observed. Drug release profile corresponded to soluble naproxen salt. The effect was dependent on the electrolytes used and their concentrations. The interaction force decreased with increased anionic radius.

Tablets could be developed and produced with a drug-polyelectrolyte complex loading of 98.5%. Controlled by ions of phosphate buffer pH 6.8 (Ph. Eur.), drug release was prolonged over 24 hours. By means of surface erosion, a zero order drug release kinetic was achieved. Double-faced tablets were produced by further use of disintegrants, revealing a biphasic drug release of an immediate and a prolonged side.

The proof of concept, producing a polyelectrolyte complex by an acid-base reaction in the melt and electrolyte-stimulated drug triggering, was successfully confirmed and proved with other suitable drug substances and a polymer.

In this study, a novel approach of processing poorly soluble, acid drugs was introduced. This approach enables higher solubility and dissolution rates of poorly soluble drugs. Disadvantages of salt forms in storage stability can be avoided by formation of the polyelectrolyte complex. Modified drug release was generated by electrolyte addition and buffer media. Thus, release patterns of multi-layer tablets can be designed.

6. Experimenteller Teil

6.1. Materialien

6.1.1. Wirkstoffe

Tabelle 15: Für die Polyelektrolytkomplexbildung verwendete Wirkstoffe

	Naproxen	**Furosemid**
therapeutische Anwendung	Analgetikum	Diuretikum
Strukturformel	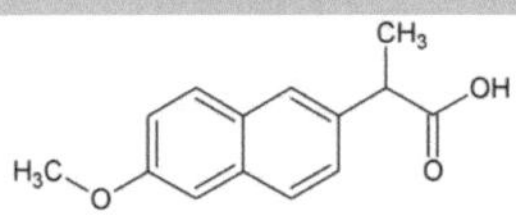	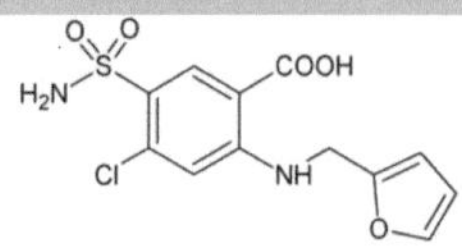
Charge	M0330408	2005053521
Bezugsquelle	Divis Laboratories Hyderabad, Indien	BASF Ludwigshafen, Deutschland

	Salicylsäure	**Raltegravir**
therapeutische Anwendung	Analgetikum	Integraseinhibitor
Strukturformel	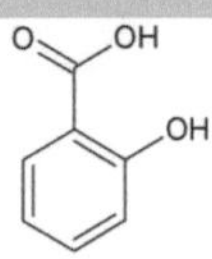	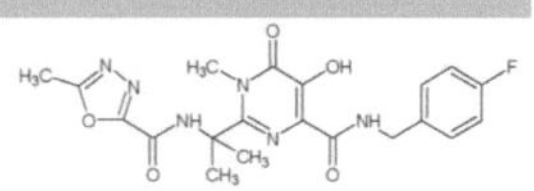
Charge	8143	DF289
Bezugsquelle	Grüssing Filsum, Deutschland	Ratiopharm Ulm, Deutschland

6.1.2. Polymere

Tabelle 16: Für die Polyelektrolytkomplexbildung verwendete Hilfsstoffe; * - (Picker-Freyer und Brink 2006)

	Basisches Butylmethacrylat-Copolymer	Poly(4-vinylpyridin)	Chitosan
Handelsname	EUDRAGIT® E PO	-	Chitosan (low molecular weight)
Strukturformel	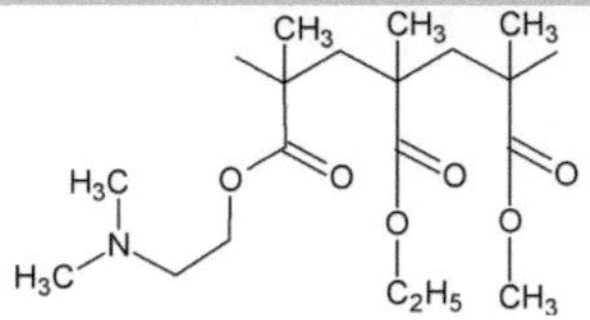	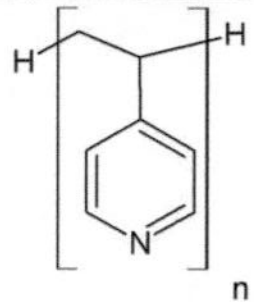	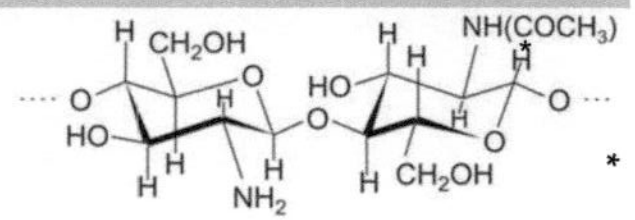 *
Charge	G060431060	MKBB7822	334707/1 794
Bezugsquelle	Evonik Darmstadt, Deutschland	Sigma-Aldrich Chemie Steinheim, Deutschland	Fluka Buchs, Schweiz

6.1.3. Elektrolyte

Tabelle 17: pH-neutrale Elektrolyte für die Freisetzungssteuerung aus den Polyelektrolytkomplexen

	Qualität	Bezugsquelle
Natriumchlorid	Ph. Eur.	Sigma-Aldrich Steinheim, Deutschland
Kaliumchlorid	p. A.	VWR Scientific Products Darmstadt, Deutschland
Caesiumchlorid	p. A.	Sigma-Aldrich Steinheim, Deutschland
Natriumbromid	p. A.	Grüssing Filsum, Deutschland
Kaliumbromid	Ph. Eur.	Sigma-Aldrich Steinheim, Deutschland
Natriumiodid	Ph. Eur.	Sigma-Aldrich Steinheim, Deutschland
Kaliumiodid	p. A.	Acros Organics Nidderau, Deutschland

6.1.4. Tablettierhilfsstoffe

Tabelle 18: im Rahmen der Arbeit verwendete Tablettierhilfsstoffe

	silifizierte mikrokristalline Cellulose	Magnesium-stearat	hochdisperses Siliciumdioxid	Crospovidon
Handelname	Prosolv® SMCC HD 90	-	Aerosil® 200	Kollidon® CL
Funktion	Bindemittel	Schmiermittel	Fließregulierungs-mittel	Sprengmittel
Bezugsquelle	JRettenmeier & Söhne Rosenberg, Deutschland	Welding Hamburg, Deutschland	Evonik Darmstadt, Deutschland	BASF Ludwigshafen, Deutschland

6.1.5. Weitere Substanzen

Tabelle 19: Puffersubstanzen und Benetzungsmittel für die Freisetzungsmedien

	Funktion	Bezugsquelle
Polysorbat 20	Benetzungsmittel	Caesar und Loretz Hilden, Deutschland
Kaliumdihydrogenphosphat (p.A.)	Puffersubstanz	Grüssing Filsum, Deutschland
Natriumhydroxid (p.A.)	pH-Einstellung	Sigma-Aldrich Seelze, Deutschland
1 M Salzsäure	pH-Einstellung	Merck Darmstadt, Deutschland

Tabelle 20: Substanzen für die Hochleistungsflüssigkeitschromatographie (6.2.2.17)

	Funktion	**Bezugsquelle**
Methanol	Fließmittel	VWR International Briare, Frankreich
Kaliumdihydrogenphosphat (p.A.)	pH-Einstellung	Grüssing Filsum, Deutschland
o-Phosphorsäure (Ph. Eur.)	pH-Einstellung	Kraft Duisburg, Deutschland

6.2. Methoden

6.2.1. Herstellungsmethoden

6.2.1.1. Schmelzextrusion

Die jeweils eingesetzten Wirkstoffe und Polymere wurden bei einer Chargengröße von 600 bis 2000 g in einem Labormischer LM20 (Bohle, Enningerloh, Deutschland) für 15 Minuten bei 25 Umdrehungen pro Minute gemischt.

Die Dosierung der Pulvermischung in den gleichläufigen Zweischneckenextruder (Leistritz, Nürnberg, Deutschland) erfolgte durch einen gravimetrischen Pulverdosierer KT 20 (K-Tron Soder, Lenzhard, Schweiz), der vor jeder Messung kalibriert wurde. Die Pulverdosierrate wurde bei allen Messungen mit 22,5 g/min konstant gehalten. Mit einer Geschwindigkeit von 95 Umdrehungen pro Minute wurde die Masse zur Düsenplatte von 2 mm Durchmesser befördert. Der sich an der Düsenplatte aufbauende Druck und die Temperatur wurden über Sensoren gemessen und aufgezeichnet.

Während der Versuche wurden zwei unterschiedliche Konfigurationen der modular einstellbaren Extruderschnecken gewählt (Abbildung 68). Konfiguration 1 bestand sowohl aus fördernden als auch aus knetenden Elementen. Die fördernden Elemente (GFA) unterschieden sich in Hinblick auf den Abstand ihrer Gewindesteigungen (20, 30 und 40 mm). Im Einzugsbereich der Schnecke an der Pulverdosierung eignen sich für eine schnelle Förderung des Materials große Abstände der Gewindesteigungen, während vor der Düsenplatte kleine Abstände in einer Erhöhung des Drucks resultieren. Knetelemente (KB) führen je nach Winkel (30, 60 und 90°) zu einer intensiveren Pulverdurchmischung und fördern das Gut langsamer bzw. gar nicht (90°) vorwärts.

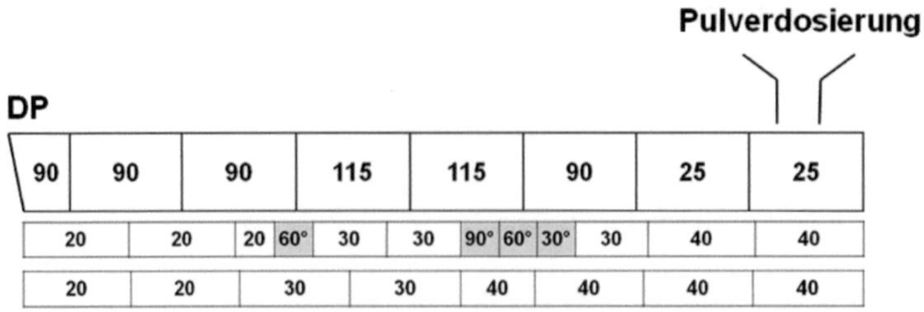

Abbildung 68: oben: schematischer Aufbau des Zweischneckenextruders; unten: im Rahmen dieser Arbeit eingesetzte Schneckenkonfigurationen – weißer Hintergrund: fördernde Schneckenelemente mit Gewindesteigung; grauer Hintergrund: Knetelemente mit Winkel

Die sieben Zylindermodule waren einzeln beheizbar. Damit in dem vor der Düsenplatte befindlichen Raum keine durch Abkühlprozesse initiierte Rekristallisation ausgelöst wurde, erfolgte eine Temperierung dieses Bereiches mit einem Heizring. Die Temperatureinstellungen für die Herstellung der Naproxen-EUDRAGIT® E PO-Schmelzextrudate sind in Tabelle 21 dargestellt.

Tabelle 21: Temperaturprofile des Zweischneckenextruders bei der Herstellung der Naproxen-EUDRAGIT® E PO-Schmelzextrudate

	Temperaturen der Heizelemente [°C]							
Naproxen-EUDRAGIT E PO 30-70	85	85	85	110	110	90	25	25
Naproxen-EUDRAGIT E PO 42-58	90	90	90	125	125	90	25	25
Naproxen-EUDRAGIT E PO 50-50	85	85	85	120	120	90	25	25
Naproxen-EUDRAGIT E PO 60-40	85	90	90	130	130	90	25	25

Die aus dem Extruder kommenden Stränge wurden über ein Förderband mit 131 cm Länge (Brabender, Duisburg, Deutschland) abtransportiert und auf Raumtemperatur abgekühlt.

6.2.1.2. Herstellung der Schmelzen

Die Ausgangssubstanzen (10-100 g) wurden in einem Turbulamischer (W.A. Bachofen AG, Basel, Schweiz) für 15 Minuten gemischt. Die jeweiligen physikalischen Mischungen wurden in einem Heraeus Vakuumofen (VT 6025, Kendro

Laboratory Products, Hanau, Deutschland) geschmolzen. Die eingestellten Temperaturen bei den Schmelzenherstellungen und die Dauer des Prozesses sind in den entsprechenden Kapiteln genannt.

6.2.1.3. Mahlen und Sieben der Extrudate und Schmelzen

Die Extrudate und Schmelzen wurden in einer Ultrazentrifugalmühle (Retsch ZM 200, Haan, Deutschland) zu Bruchstücken zermahlen. Die Parameter wurden an Hand von Vorversuchen bestimmt. Für eine hohe Ausbeute der 355-500 µm Siebfraktion erwiesen sich 6000 Umdrehungen pro Minute bei einer Conidurlochung von 1,0 mm der Siebeinlage als geeignet. Die Siebung der gemahlenen Extrudate und Schmelzen erfolgte mit einem Rüttelsieb (Vibrio AS 200 Control, Retsch, Haan, Deutschland) bei einer Amplitude von 1,5 mm für 10 Minuten.

6.2.1.4. Tablettieren

Tabletten und Zweischichttabletten wurden mit einer instrumentierten Pressima-Rundläufertablettenpresse (Pressima, IMA Kilian, Köln, Deutschland) hergestellt. Über Dehnungsmessstreifen konnten neben den Presskräften der Ober- und Unterstempel die Aushebe- und Abstreifkräfte über die Software MS 3200 (IMA Kilian, Köln, Deutschland) aufgezeichnet werden. Bei allen Formulierungen wurde eine Umdrehungsgeschwindigkeit des Matrizentisches von 10 Umdrehungen pro Minute eingestellt.

Biplanares Stempelwerkzeug mit 12 mm Durchmesser (Röltgen, Solingen, Deutschland) wurde für die Tablettierung genutzt. Die Fülltiefe während des Pressvorganges wurde für jede Tablettenformulierung hinsichtlich einer vergleichbaren Presskraft eingestellt. Die Pulvermischungen für die Tabletten wurden nach manueller Einführung in die Matrize mit einer Presskraft von 10 kN tablettiert.

Der „Burst“-Anteil der Zweischichttabletten wurde in einem ersten Schritt mit 7 kN vorgepresst. Im zweiten Schritt wurde die Pulvermischung des „Prolonged“-Anteils in die Matrize überführt, gefolgt von dem vorgepressten „Burst“-Anteil. Beides wurde mit 10 kN verpresst.

6.2.2. Analytische Methoden

6.2.2.1. Dynamische Differenzleistungskalorimetrie

Die thermoanalytische Auswertung der physikalischen Mischungen, Extrudate und Schmelzen erfolgte mittels DSC (*Differential Scanning Calorimetry*; 821e Mettler-Toledo, Gießen, Deutschland). Ca. 3 mg jeder Probe wurden in gelochte Aluminiumpfannen überführt und vermessen. Heizprofile wurden bei unterschiedlichen Aufheizraten und Temperaturbereichen aufgenommen (vgl. einzelne Kapitel). Nach jeder Messung wurde das Gerät auf 400°C zur Reinigung bis zu einer gleichmäßigen Basislinie erhitzt. Indium, Zink und Cyclohexan wurden zur Kalibrierung der Temperatur, der Aufheizrate (2, 5 und 10°C) und Übergangsenthalpie eingesetzt. Die Auftragung der Ergebnisse erfolgte mit Bezug auf die eingewogene Probenmasse.

6.2.2.2. Röntgen-Pulverdiffraktometrie

Beugungsmuster wurden mit einem Pulverdiffraktometer X´Pert MDP PW3040/00 DY 653 (PANalytical B.V., Almelo, Niederlande) aufgenommen. Unter Verwendung von Kupferanodenstrahlung wurden die Materialien – sofern notwendig – gemörsert und in den bei 60 Umdrehungen pro Minute rotierenden 16 mm Probenhalter überführt. Die Proben wurden bei einem Einstrahlwinkel von 2 theta zwischen 5 und 60° in 0,0167°-Schritten vermessen unter Verwendung einer Spannung von 40 kV und einer Stromstärke von 40 mA. Die Abnahme der Intensität der Röntgenquelle wurde über den Bezug auf den an jedem Messtag vermessenen Silicium-Standard berücksichtigt.

6.2.2.3. Gordon-Taylor-Gleichung

$$Tg = \frac{w_1 Tg_1 + K w_2 Tg_2}{w_1 + K w_2} \qquad K \approx \frac{\rho_1 Tg_1}{\rho_2 Tg_2}$$

Gleichung 5: Nach Simha und Boyer vereinfachte Gordon-Taylor-Gleichung; Variablen (siehe Text)

Die Gordon-Taylor-Gleichung (Gordon und Taylor 1952) ermöglicht eine Vorhersage der Glasübergangstemperatur (Tg) einer binären Mischung. In die Gleichung fließen die relativen Anteile der beiden Substanzen ein, wobei diejenige mit der kleineren Tg den Index 1 erhält. In der durch SImha und Boyer (1962) vereinfachten Gleichung fließen zusätzlich zu den Glasübergangstemperaturen der Ausgangskomponenten die Dichten ein. Für die EUDRAGIT® E PO-Dichte wurde der mit Helium-Pyknometer-Messungen bestimmte Wert von Albers (2008) (1,11 g/cm^3) verwendet. Die Naproxen-Dichte wurde aus dem Artikel von Allesø et al. (2009) (1,308 g/cm^3) übernommen, die sich auf die Cambridge Structural Database (Allen 2002) berufen.

6.2.2.4. Fourier-Transform-Infrarot-Spektroskopie (FT-IR)

Feststoffmessungen

Die Aufnahme von FT-IR-Messungen von Polymeren, Wirkstoffen, physikalischen Mischungen, Extrudaten und Schmelzen erfolgte mit einem Spectrum One FT-IR Spektrometer (PerkinElmer, Waltham, USA). Die Proben wurden gemörsert (falls notwendig) und konnten direkt auf der ATR-Einheit vermessen werden.

In-situ Messungen

Die Säure-Base-Reaktion in der Schmelze wurde mittels in-situ FT-IR Messungen beobachtet unter Verwendung des React IR-Systems (Mettler Toledo, Gießen, Deutschland). Der Temperatur und IR-Spektren im Bereich von 2800-650 cm^{-1} aufnehmende Sensor wurde in ein Becherglas auf die jeweilige physikalische Mischung gedrückt. Für jeden Messverlauf und individuell für jede Mischung wurde die Messzeit auf eine geeignete Intensität optimiert. Für die in Abbildung 17 gezeigten IR-Spektren wurden bei einer Auflösung von ungefähr 3,7 cm^{-1} alle 2 Minuten 512 Spektren aufgenommen. Die Normalisierung der Spektren erfolgte durch eine Pearson-Korrelation der geräteeigenen Software. Die Kühlung des Gerätes wurde mit flüssigem Stickstoff durchgeführt.

6.2.2.5. Raman-Spektroskopie

Mit einem Raman RXN2 Spektrometer (Kaiser Optical Systems, Ann Arbor, MI, USA) wurden Raman-Spektren der Wirkstoffe, Polymere, physikalischen Mischungen, Extrudate und Schmelzen über einen Luft-gekühlten CCD-Detektor erhalten. Das faseroptische System konnte über ein entsprechendes Gewinde an der Düsenplatte des Extruders montiert werden, um Messungen während der Extrusion durchführen zu können. Die Anregung erfolgte über einen NIR-Laser bei 785 nm. Die Daten wurden mit der IC Raman Software (Kaiser Optical Systems) gesammelt und weiterverarbeitet. Die Normalisierung der Spektren erfolgte durch eine Pearson-Korrelation.

6.2.2.6. Karl-Fischer-Titration

Der Wassergehalt diverser Wirkstoffe, Polymere und der nach ICH-Richtlinie gelagerten Stabilitätsproben wurde mit einem automatisierten Karl-Fischer Titrator DL 18 (Mettler Toledo, Gießen, Deutschland) bestimmt. Jede Probe wurde dreimal vermessen.

6.2.2.7. Heiztischmikroskopie

Ein Polarisationsmikroskop (Leica DM LB, Leica, Cambridge) wurde zur Vorhersage der Bildung von einphasigen amorphen Systemen genutzt. Die jeweiligen physikalischen Mischungen wurden auf dem mit einer Temperiereinheit TMS 94 regulierbaren Mikroskop-Heiztisch (THMS 600, Linkam Scientific Instruments, Surrey, Großbritannien) erwärmt. Die Heizprofile wurden dabei für die jeweiligen Wirkstoff-Polymer-Mischungen einzeln angepasst.

6.2.2.8. Laserdiffraktometrie

Die Partikelgrößenverteilung diverser Ausgangsmaterialien, physikalischer Mischungen und gemahlener Schmelzen wurde mit einem Laserdiffraktometer (Helos/KF-Magic, Sympatec, Clausthal-Zellerfeld, Deutschland) bestimmt. Die jeweiligen Partikel wurden über eine Vibrationsdosiereinheit (Vibri, Sympatec) in eine Trockendispergiereinheit (RODOS, Sympatec) befördert. Die Einstellung des Dispergierdrucks richtete sich nach der Probe – Agglomerate wurden in Partikel dispergiert, ohne dass Mahlungseffekte auftraten. Je nach Größe der Partikel in der Probe wurden Linsen mit unterschiedlicher Brennweite verwendet (0,25/0,45-87,5 µm; 0,5/1,8-350 µm; 0,5/4,5-875 µm). Die Auswertung wurde mit dem Programm HELOS (Sympatec) durchgeführt.

6.2.2.9. Rasterelektronenmikroskopie (REM)

Vor der Untersuchung mittels Rasterelektronenmikroskopie wurden die Proben auf unterschiedliche Art vorbereitet. Querschnitte von Tabletten wurden nach Kühlung in flüssigem Stickstoff durch Zerbrechen erhalten. Damit sollte ein spröder Bruch gewährleistet werden, der die Oberflächenstruktur möglichst wenig beeinflusst. Alle Proben wurden zur Erhöhung der Leitfähigkeit der Oberflächen nach Trocknung in Exsikkatoren 180 Sekunden mit Gold besprüht (Agar Manual Sputter Coater B7340, Agar Scientific, Stansted, Großbritannien). Rasterelektronenmikroskopische Aufnahmen wurden mit dem Leo 1430 VP (Leo Electron Microscopy, Cambridge, Großbritannien) erhalten. Dafür wurde bei etwa 20 kV Hochspannung und variierenden Abständen gearbeitet.

6.2.2.10. Bildgebende Nahinfrarotspektroskopie

Die Verteilung der NaCl-Kristalle in Tabletten mit 68,5% Naproxen-EUDRAGIT® E PO-Polyelektrolytkomplexbeladung wurde mit dem bildgebenden Nahinfrarot-System NIR-CI 2450 (Malvern Instruments, Worcestershire, Großbritannien) untersucht. Das System bestand aus vier Nahinfrarotlichtquellen, vier Polarisatoren, einem Filtersystem, einem Detektor (320 x 256 Pixel) und der Steuerungssoftware (SapphireGo Software, Malvern Instruments). Der Polyelektrolytkomplex wurde für die Untersuchung als Einzelsubstanz definiert und zusätzlich zum Natriumchlorid als Referenzspektrum in einer Spektrenbibliothek abgelegt. Die mit 0,5% bzw. 1% enthaltenen Tablettierhilfsstoffe hochdisperses Siliciumdioxid und Magnesiumstearat wurden auf Grund ihrer geringen Konzentration in der Analyse nicht berücksichtigt. Ein Ausschnitt von 5,5 x 2 mm wurde mit einer Auflösung von 21 µm pro Pixel analysiert. Die Auswertung der im Tablettenquerschnitt erhaltenen Spektren erfolgte multivariat durch die geräteeigene Software (ISys5.0, Malvern Instruments). Aus den erhaltenen Mischspektren (1200-2400 nm in 10 nm Schritten) wurde durch Vergleich mit den Referenzspektren eine Wahrscheinlichkeit der jeweiligen Substanzen und damit indirekt eine Konzentrationsverteilung bestimmt.

6.2.2.11. Feuchtesorption

Zur Messung der Sorptionsfähigkeit von Ausgangssubstanzen, physikalischen Mischungen und Extrudaten sowie zur Detektion von Modifikationswechseln bei der Polyelektrolytkomplexbildung wurden Sorptionsanalysen in einem mit 11 Proben bestückbaren Sorptionsanalysesystem (SPS 11, Projekt Messtechnik, Ulm, Deutschland) durchgeführt. Die Einstellung der relativen Feuchte bei einer Temperatur von 25°C erfolgte mit demineralisiertem Wasser. In drei Zyklen wurde die relative Feuchte in 10%-Intervallen von 40 bis 0%, 10 bis 90% und 80 bis 0% eingestellt. Idealerweise wurde bei einem gravimetrischen Gleichgewicht (Massenänderung maximal 0,01% innerhalb von 30 Minuten) nach mindestens 120 Minuten auf die nächste Stufe gewechselt. Als Maximalzeit für eine Stufe wurden 48 Stunden festgelegt.

6.2.2.12. Ringscherzelle

Die Beurteilung der Fließfähigkeit der Arzneistoffe, physikalischen Mischungen und gemahlenen Extrudate erfolgte durch eine Ringscherzelle (RST-01.pc, Schulze Schüttguttechnik, Wolfenbüttel, Deutschland). Die jeweilige Probe wurde in einen Bodenring locker aufgeschüttet, und mit einem Kartenblatt wurde eine mit dem Ring abschließende, glatte Oberfläche gebildet. Der Scherdeckel wurde über ein

Gegengewicht auf die Probe aufgesetzt. Die Steuerung und Auswertung der Messungen erfolgte mit der Software RSTControl 95, Version 1.0 (Schulze Schüttgutmesstechnik). Die Probe wurde im Laufe einer Messroutine mit verschiedenen Normalspannungen geschert. Die Anscherung erfolgte mit einer Normalspannung von 5000 Pa. Zur Bestimmung von Abscherpunkten wurde die Probe im weiteren Verlauf mit weiteren Normalspannungen abgeschert (1000, 2000, 3000, 4000, 1000 Pa). Aus den Abscherpunkten erfolgte durch die Software die Ermittlung der Fließgrenze. Der ff_c-Wert ergab sich aus dem Quotienten der abgeleiteten Größen Verfestigungsspannung und Schüttgutfestigkeit.

6.2.2.13. Sättigungslöslichkeit

Zur Bestimmung der Sättigungslöslichkeit der eingesetzten Wirkstoffe wurden 1000 ml demineralisiertes Wasser mit einem Überschuss Wirkstoff versetzt und bei 37°C in einer geschlossenen Blattrührerapparatur bei 100 Umdrehungen pro Minute gerührt. Nach 24 Stunden wurden die gesättigten Lösungen abfiltriert und entsprechend der bei den Wirkstoffen beschriebenen Methoden vermessen.

6.2.2.14. Druckfestigkeit

Für die Bestimmung der Druckfestigkeit wurde zunächst die radiale Bruchkraft der planaren Tabletten mit einem Bruchfestigkeitstester (TBH 210, Erweka, Heusenstamm, Deutschland) entsprechend der Monographie „Bruchfestigkeit von Tabletten“ (Ph. Eur. 2011) durchgeführt. Nach Abmessung des Durchmessers (d) und der Steghöhe (h) der Tabletten wurde über die Gleichung nach Fell und Newton (1970) die Druckfestigkeit der Tabletten bestimmt. Diese Gleichung ermöglicht den direkten Vergleich von den in dieser Arbeit hergestellten Tabletten unterschiedlicher Steghöhe.

6.2.2.15. Zerfall

Mit einem Zerfallstester (DT2, Sotax, Basel, Schweiz) wurde die Zerfallszeit der Tabletten und Zweischichttabletten bestimmt. Entsprechend der Monographie 2.9.1 des Europäischen Arzneibuches („Zerfallszeit von Tabletten und Kapseln“) (Ph. Eur. 2011) wurden jeweils 6 Tabletten in die Röhrchen der Prüfapparatur eingesetzt und eine Scheibe darauf platziert. Die mit einem Sieb abgegrenzten Röhrchen wurden etwa 30-mal pro Minute in demineralisiertem Wasser bei 37°C auf- und abbewegt.

6.2.2.16. Freisetzung

Die Freisetzungsuntersuchungen von Wirkstoffen, physikalischen Mischungen, gemahlenen Extrudaten und Tabletten wurden entsprechend der Monographie 2.9.3 des Europäischen Arzneibuches (Wirkstofffreisetzung aus festen Arzneiformen) (Ph. Eur. 2011) durchgeführt. Dafür wurde eine Blattrührerapparatur (Apparatus II) in einer Sotax AT6 bzw. AT7 Einheit (Sotax, Lörrach, Deutschland) verwendet. Eine Blattrührergeschwindigkeit von 100 UpM und eine Temperatur von 37±0,5°C wurden als Freisetzungsbedingungen eingestellt. Für die Bestimmung der Stabilität der Wirkstoff-Polyelektrolytkomplexe in wässrigen Medien und freisetzungsauslösender Faktoren wurde als Freisetzungsmedium 1000 ml demineralisiertes Wasser mit 0,001% Polysorbat 20 als Benetzungsmittel genutzt. In den jeweiligen Kapiteln ist der Zusatz von Elektrolyten zur Freisetzungssteuerung aufgeführt. Die Freisetzung der Tabletten und Zweischichttabletten erfolgte in Phosphatpuffer pH 6,8 des Europäischen Arzneibuches.

Die UV-spektroskopische Quantifizierung von Naproxen in physikalischen Mischungen, Extrudaten und Tabletten mit EUDRAGIT® E PO in demineralisiertem Wasser, bei pH 1,0 und im Phosphatpuffer pH 6,8 erfolgte bei einem experimentell bestimmten Absorptionsmaximum von 272 nm mit einem Lambda-2- bzw. Lambda-40-Spektralphotometer (Perkin-Elmer, Überlingen, Deutschland). Über Durchflussküvetten wurde alle drei Minuten die Wirkstoffabsorption aus sechs Freisetzungsgefäßen gemessen. Auf Grund einer Eigenabsorption von Poly(4-vinylpyridin) bei 272 nm wurde die Naproxen-Quantifizierung bei einem zweiten Maximum im UV-Spektrum von 331 nm durchgeführt. Je nach eingesetzter Menge Naproxen in den Freisetzungsuntersuchungen wurden zum Arbeiten im Lambert-Beer'schen Bereich entweder 0,1 oder 1 cm Küvetten genutzt.

Die quantitative Analyse von Salicylsäure erfolgte analog zum Naproxen bei einem spezifischen Maximum von 303 nm.

Im Freisetzungsverlauf über 120 Minuten wurden nach 6, 12, 30, 60, 66, 72, 90 und 120 Minuten für Raltegravir und zusätzlich nach 45 und 105 Minuten für Furosemid 2 ml Proben aus dem Freisetzungsmedium mit einer Spritze durch einen Glasfaserfilter (Mikrofilter GF/A, Whatman plc., Brentford, UK) entnommen. Die Proben wurden durch einen 0,45 µm-Filter (VWR International, Radnor, USA) in HPLC-Vials überführt. Die quantitative Bestimmung erfolgte mit der jewiligen in 6.2.2.17 beschriebenen HPLC-Methode.

6.2.2.17. Hochleistungsflüssigkeitschromatographie (HPLC)

Die Quantifizierung von Furosemid und Raltegravir erfolgte mit dem LaChrom Elite HPLC System (Hitachi, Tampa, USA) bestehend aus Pumpe (L-2300), Autosampler (L-2200), Säulenofen (L-2300) und UV-Vis-Detektor (L-2400). Eine Säule der Firma Agilent (Zorbax Extend C-18; 150 x 3,00 mm; 3,5 µm; Waldbronn, Deutschland) wurde verwendet. Der Säulenofen wurde auf 40°C temperiert.

Die Flussrate betrug bei beiden Substanzen 0,7 ml/min. Die mobile Phase bestand aus Methanol und einem 10 mM KH_2PO_4-Puffer pH 3,5. Für Furosemid wurde ein Fließmittel von 40:60 und für Raltegravir von 43:57 eingestellt, das zu einem Säulendruck von etwa 200 bar führte. Die UV-Detektion erfolgte in den jeweiligen Absorptionsmaxima der Substanzen von 339 nm (Furosemid) und 303 nm (Raltegravir). Als Retentionszeiten ergaben sich für Furosemid ca. 3,7 min und für Raltegravir 9,5 min.

6.2.2.18. Lagerung und Stabilitätsuntersuchungen

Die Untersuchung der Lagerstabilität wurde entsprechend der ICH Richtline Q1A (R2) durchgeführt. Die Proben wurden mit oder ohne Trockenmittel in HDPE-Gefäßen eingelagert. Die Einlagerung unter *long-term* (25°C±2°C und 60% rF±5% rF), *intermediate* (30°C±2°C und 65% rF±5% rF) und *accelerated conditions* (40°C±2°C und 75% rF±5% rF) erfolgte in Konstantklimaschränken KBF (Binder, Tuttlingen, Deutschland).

7. Literaturverzeichnis

Albers, J. (2008). Hot-melt extrusion with poorly soluble drugs. Dissertation am Institut für Pharmazeutische Technologie und Biopharmazie. Düsseldorf, Heinrich-Heine Universität.

Albers, J., Alles, R., Matthée, K., Knop, K., Nahrup, J. S. und Kleinebudde, P. (2009). Mechanism of drug release from polymethacrylate-based extrudates and milled strands prepared by hot-melt extrusion. European Journal of Pharmaceutics and Biopharmaceutics 71: 387-394.

Albers, J., Matthée, K., Knop, K. und Kleinebudde, P. (2011). Evaluation of predictive models for stable solid solution formation. Journal of Pharmaceutical Sciences 100: 667-680.

Allen, F. (2002). The Cambridge Structural Database: a quarter of a million crystal structures and rising. Acta Crystallographica B 58: 380-388.

Allesø, M., Chieng, N., Rehder, S., Rantanen, J., Rades, T. und Aaltonen, J. (2009). Enhanced dissolution rate and synchronized release of drugs in binary systems through formulation: Amorphous naproxen-cimetidine mixtures prepared by mechanical activation. Journal of Controlled Release 136: 45-53.

Amidon, G. L., Lennernäs, H., Shah, V. P. und Crison, J. R. (1995). A theoretical Basis for a Biopharmaceutic Drug Classification: The correlation of in-vitro drug product dissolution and in-vvo bioavailability. Pharmaceutical Research 12: 413-420.

Andrews, G. P. (2009). Hot-melt extrusion: an emerging drug delivery technology. Pharmaceutical Technology Europe 21: 18-23.

Badawy, S. I. F. und Hussain, M. A. (2007). Microenvironmental pH modulation in solid dosage forms. Journal of Pharmaceutical Sciénces 96: 948-959.

Baker, M., Cao, Z., Dale, D., Erk, P., Ford, L., Groen, H., Latham, D., Hammond, R. B., Lai, X., Liang, K., Merrifield, D., Mougin, P., Oliver, R., Roberts, D., Roberts, K. J., Savelli, N., Thomas, A., White, G., Wilkinson, D. und Wood, W. (2001). On-line analytical techniques for monitoring crystallisation processes of organic speciality chemicals. Molecular Crystals and Liquid Crystals 356: 273 - 287.

Barra, J., Peña, M.-A. und Bustamante, P. (2000). Proposition of group molar constants for sodium to calculate the partial solubility parameters of sodium salts using the van Krevelen group contribution method. European Journal of Pharmaceutical Sciences 10: 153-161.

Barton, A. F. M. (1975). Solubility parameters. Chemical Reviews 75(6): 731-753.

Betageri, G. V. und Makarla, K. R. (1995). Enhancement of dissolution of glyburide by solid dispersion and lyophilization techniques. International Journal of Pharmaceutics 126: 155-160.

Bhise, K. S., Dhumal, R. S., Chauhan, B., Paradkar, A. und Kadam, S. S. (2007). Effect of oppositely charged polymer and dissolution medium on swelling, erosion, and drug release from chitosan matrices. AAPS PharmSciTech 8.

Bikiaris, D., Papageorgiou, G. Z., Stergiou, A., Pavlidou, E., Karavas, E., Kanaze, F. und Georgarakis, M. (2005). Physicochemical studies on solid dispersions of poorly water-soluble drugs: Evaluation of capabilities and limitations of thermal analysis techniques. Thermochimica Acta 439: 58-67.

Böhme, H. und Hartke, K. (1982). Europäisches Arzneibuch: Kommentar, Wiss. Verl.-Ges., Stuttgart.

Breitenbach, J. (2002). Melt extrusion: from process to drug delivery technology. European Journal of Pharmaceutics and Biopharmaceutics 54: 107-117.

Breitenbach, J., Schrof, W. und Neumann, J. (1999). Confocal Raman-Spectroscopy: Analytical approach to solid dispersions and mapping of drugs. Pharmaceutical Research 16: 1109-1113.

Breitkreutz, J. (1998). Prediction of intestinal drug absorption properties by three-dimensional solubility parameters. Pharmaceutical Research 15: 1370-1375.

Breitkreutz, J. und Heun, G. (2003). Grundlagen der physikalischen Chemie für Pharmazeuten, IPT Verlag, Münster.

Brickl, R., Brauns, U. und Friedl, T. (2005). Orally administrable dosage form for poorly soluble acids and amphotheric active ingredients. WO 2005/023223.

Brønsted, J. N. (1926). The acid-basic function of molecules and its dependency on the eectric charge type. The Journal of Physical Chemistry 30: 777-790.

Brown, C. K. (2004). Acceptable analytical practices for dissolution testing of poorly soluble compounds. Pharmaceutical Technology 28: 56-65.

Bustamante, P., Peña, M. A. und Barra, J. (2000). The modified extended Hansen method to determine partial solubility parameters of drugs containing a single hydrogen bonding group and their sodium derivatives: benzoic acid/Na and ibuprofen/Na. International Journal of Pharmaceutics 194: 117-124.

Chakraborty, S., Shukla, D., Mishra, B. und Singh, S. (2009). Lipid - An emerging platform for oral delivery of drugs with poor bioavailability. European Journal of Pharmaceutics and Biopharmaceutics 73: 1-15.

Challa, R., Ahuja, A., Ali, J. und Khar, R. (2005). Cyclodextrins in drug delivery: An updated review. AAPS PharmSciTech 6: E329-E357.

Chiou, W. L. und Riegelman, S. (1971). Pharmaceutical applications of solid dispersion systems. Journal of Pharmaceutical Sciences 60: 1281-1302.

Crowley, M. M., Zhang, F., Repka, M. A., Thumma, S., Upadhye, S. B., Battu, S. K., McGinity, J. W. und Martin, C. (2007). Pharmaceutical applications of hot-melt extrusion: Part I. Drug Development and Industrial Pharmacy 33: 909-926.

Dautzenberg, H. und Karibyants, N. (1999). Polyelectrolyte complex formation in highly aggregating systems. Effect of salt: response to subsequent addition of NaCl. Macromolecular Chemistry and Physics 200: 118-125.

Di Martino, P., Barthélémy, C., Joiris, E., Capsoni, D., Masic, A., Massarotti, V., Gobetto, R., Bini, M. und Martelli, S. (2007). A new tetrahydrated form of sodium naproxen. Journal of Pharmaceutical Sciences 96: 156-167.

Di Martino, P., Barthélémy, C., Palmieri, G. F. und Martelli, S. (2001). Physical characterization of naproxen sodium hydrate and anhydrate forms. European Journal of Pharmaceutical Sciences 14: 293-300.

Di Martino, P., Malaj, L., Censi, R. und Martelli, S. (2008). Physico-chemical and technological properties of sodium naproxen granules prepared in a high-shear mixer-granulator. Journal of Pharmaceutical Sciences 97: 5263-5273.

Doherty, S. J. und Kettler, C. N. (2007). On-line applications in the pharmaceutical industry. Process Analytical Technology: 329-361, Blackwell Publishing Ltd., Oxford.

Echte, A. (1993). Handbuch der technischen Polymerchemie. VCH Verlagsgesellschaft, Weinheim.

Europäisches Arzneibuch 7.0 (2011). Monographien aus: Pharmacopeia Europaea. Strasbourg Cedex, Frankreich.

Fell, J. T. und Newton, J. M. (1970). Determination of tablet strength by the diametral-compression test. Journal of Pharmaceutical Sciences 59: 688-691.

Fernández, M., Carmen Rodríguez, I., Margarit, M. V. und Cerezo, A. (1992). Characterization of solid dispersions of piroxicam/polyethylene glycol 4000. International Journal of Pharmaceutics 84: 197-202.

Food and Drug Administration (FDA) (2000) - Center for Drug Evaluation and Research. Guidance for industry: Waiver of in vivo bioavailability and bioequivalence studies for immediate-release solid oral dosage forms based on a Biopharmaceutical Classification System.

Forster, A., Hempenstall, J. und Rades, T. (2001a). Characterization of glass solutions of poorly water-soluble drugs produced by melt extrusion with hydrophilic amorphous polymers. Journal of Pharmacy and Pharmacology 53: 303-315.

Forster, A., Hempenstall, J., Tucker, I. und Rades, T. (2001b). The potential of small-scale fusion experiments and the Gordon-Taylor equation to predict the suitability of drug/polymer blends for melt extrusion. Drug Development and Industrial Pharmacy 27: 549-560.

Forster, A., Hempenstall, J., Tucker, I. und Rades, T. (2001c). Selection of excipients for melt extrusion with two poorly water-soluble drugs by solubility parameter calculation and thermal analysis. International Journal of Pharmaceutics 226: 147-161.

Gallardo, D. (2008). Manufacturing of matrix tablets by combining countercharged poly(meth)acrylate polymers to provide sustained release of highly soluble drugs. Faculty of Mathematics and Natural Science. Dissertation am Institut für Pharmazeutische Technologie und Biopharmazie. Düsseldorf, Heinrich-Heine Universität.

Gallardo, D., Skalsky, B. und Kleinebudde, P. (2008). Controlled release solid dosage forms using combinations of (meth)acrylate copolymers. Pharmaceutical Development and Technology 13: 413-423.

Garnett, M. C. (1999). Gene-delivery systems using cationic polymers. Critical reviews in therapeutic drug carrier systems 16: 147-207.

Gershanik, T. und Benita, S. (2000). Self-dispersing lipid formulations for improving oral absorption of lipophilic drugs. European Journal of Pharmaceutics and Biopharmaceutics 50: 179-188.

Gohel, M. C. und Jogani, P. D. (2005). A review of co-processed directly compressible excipients. Journal of Pharmacy and Pharmaceutical Sciences 8: 76-93.

Gordon, M. und Taylor, J. S. (1952). Ideal copolymers and the second-order transitions of synthetic rubbers. i. non-crystalline copolymers. Journal of Applied Chemistry 2: 493-500.

Gupta, E., Barends, D. M., Yamashita, E., Lentz, K. A., Harmsze, A. M., Shah, V. P., Dressman, J. B. und Lipper, R. A. (2006). Review of global regulations concerning biowaivers for immediate release solid oral dosage forms. European Journal of Pharmaceutical Sciences 29: 315-324.

Güreş, S. und Kleinebudde, P. (2011). Dissolution from solid lipid extrudates containing release modifiers. International Journal of Pharmaceutics 412: 77-84.

Hancock, B. C. und Zografi, G. (1997). Characteristics and significance of the amorphous state in pharmaceutical systems. Journal of Pharmaceutical Sciences 86: 1-12.

Hansen, C. M. (1969). The universality of the solubility parameter. Product R&D 8: 2-11.

Heilmann, K. (1983). Therapeutische Systeme: Konzept und Realisation programmierter Arzneiverabreichung. Enke-Verlag, Stuttgart.

Heinz, A., Strachan, C. J., Gordon, K. C. und Rades, T. (2009). Analysis of solid-state transformations of pharmaceutical compounds using vibrational spectroscopy. Journal of Pharmacy and Pharmacology 61: 971-988.

Helfferich, F. G. (1995). Ion exchange, Dover Publications, Mineola.

Herzfeldt, C. D. und Kummel, R. (1983). Dissociation-Constants, Solubilities and dissolution rates of some selected non-steroidal antiinflammatories. Drug Development and Industrial Pharmacy 9: 767-793.

Hess, M., Jones, R. G., Kahovec, J., Kitayama, T., Kratochvíl, P., Kubisa, P., Mormann, W., Stepto, R. F. T., Tabak, D., Vohlídal, J. und Wilks, E. S. (2006). Terminology of polymers containing ionizable or ionic groups and of polymers containing ions (IUPAC Recommendations 2006). Pure and Applied Chemistry 78: 2067-2074.

Higuchi, T. (1963). Mechanism of sustained-action medication. Theoretical analysis of rate of release of solid drugs dispersed in solid matrices. Journal of Pharmaceutical Sciences 52: 1145-1149.

Hüser, J. (2006). High-throughput screening in drug discovery, Wiley-VCH, Weinheim.

Hüttenrauch, R. (1974). Spritzgießverfahren zur Herstellung peroraler Retardpräparate. Pharmazie 29: 297-302.

International Conference on Harmonisation (ICH), (2003). Guideline Q1A (R2) Stability testing of new drug substances and products.

Iwamoto, M., Wenning, L. A., Nguyen, B.-Y., Teppler, H., Moreau, A. R., Rhodes, R. R., Hanley, W. D., Jin, B., Harvey, C. M., Breidinger, S. A., Azrolan, N., Farmer, H. F., Isaacs, R. D., Chodakewitz, J. A., Stone, J. A. und Wagner, J. A. (2009). Effects of omeprazole on plasma levels of raltegravir. Clinical Infectious Diseases 48: 489-492.

Jenike, A. W. (1964). Storage and flow of solids. Salt Lake City, Utah.

Jimenez-Kairuz, A., Allemandi, D. und Manzo, R. H. (2002). Mechanism of lidocaine release from carbomer-lidocaine hydrogels. Journal of Pharmaceutical Sciences 91: 267-272.

Jimenez-Kairuz, A. F., Allemandi, D. A. und Manzo, R. H. (2003). Equilibrium properties and mechanism of kinetic release of metoclopramide from carbomer hydrogels. International Journal of Pharmaceutics 250: 129-136.

Jimenez-Kairuz, A. F., Allemandi, D. A. und Manzo, R. H. (2004). The improvement of aqueous chemical stability of a model basic drug by ion pairing with acid groups of polyelectrolytes. International Journal of Pharmaceutics 269: 149-156.

Joiris, E., Di Martino, P., Malaj, L., Censi, R., Barthelemy, C. und Odou, P. (2008). Influence of crystal hydration on the mechanical properties of sodium naproxen. European Journal of Pharmaceutics and Biopharmaceutics 70: 345-356.

Kasim, N. A., Whitehouse, M., Ramachandran, C., Bermejo, M., Lennernäs, H., Hussain, A. S., Junginger, H. E., Stavchansky, S. A., Midha, K. K., Shah, V. P. und Amidon, G. L. (2003). Molecular properties of WHO essential drugs and provisional Biopharmaceutical Classification. Molecular Pharmaceutics 1: 85-96.

Kato, Y., Ohkuma, M., Shimada, Y. und Sunada, H. (2005). Evaluation of the flowability of surface-modified preparations by the measurement of the inter-particle adhesive force. Journal of Drug Delivery Science and Technology 15: 217-221.

Khankari, R. K. und Grant, D. J. W. (1995). Pharmaceutical hydrates. Thermochimica Acta 248: 61-79.

Kim, Y. und Rousseau, R. W. (2004). Characterization and solid-state transformations of the pseudopolymorphic forms of sodium naproxen. Crystal Growth & Design 4: 1211-1216.

Kindermann, C., Matthée, K., Sievert, F. und Breitkreutz, J. (2011a). Electrolyte-stimulated biphasic dissolution profile and stability enhancement for tablets containing drug-polyelectrolyte complexes. Pharmaceutical Research, in Druck, doi: 10.1007/s11095-011-0656-6.

Kindermann, C., Matthée, K., Strohmeyer, J., Sievert, F. und Breitkreutz, J. (2011b). Tailor-made release triggering from hot-melt extruded complexes of basic polyelectrolyte and poorly water-soluble drugs. European Journal of Pharmaceutics and Biopharmaceutics 79: 372-381.

Kleinebudde, P. (1997). Pharmazeutische Pellets durch Extrudieren/Sphäronisieren. Habilitationsschrift, Christian-Albrechts-Universität Kiel.

Kleinebudde, P. (2011). Pharmazeutisches Produktdesign: Gezielte Freisetzung von Wirkstoffen durch unterschiedliche Extrusionstechniken - Pharmaceutical Product Design: Tailored Dissolution of Drugs by Different Extrusion Techniques. Chemie Ingenieur Technik 83: 589-597.

Knop, K. (1999). Wirkstofffreisetzung aus festen Arzneiformen - Prüfmethoden, Auswertung, Einflussparameter. Pharmazie in unserer Zeit 6: 301-308.

Kolter, K., Guth, F. und Angel, M. (2010). Physicochemical characteristics of a new aqueous polymer designed for taste masking & moisture protection. AAPS Annual Meeting and Exposition, New Orleans, USA.

Korsmeyer, R. W., Gurny, R., Doelker, E., Buri, P. und Peppas, N. A. (1983). Mechanisms of solute release from porous hydrophilic polymers. International Journal of Pharmaceutics 15: 25-35.

Kuhnert-Brandstätter, M. und Grimm, H. (1968). Zur Unterscheidung von lösungsmittelhaltigen pseudopolymorphen Kristallformen und polymorphen Modifikationen bei Steroidhormonen. II. Microchimica Acta 56: 127-139.

Lankalapalli, S. und Kolapalli, V. R. M. (2009). Polyelectrolyte complexes: A review of their applicability in drug delivery technology. Indian Journal of Pharmaceutical Sciences 71: 481-487.

Lee, K. Y., Park, W. H. und Ha, W. S. (1997). Polyelectrolyte complexes of sodium alginate with chitosan or its derivatives for microcapsules. Journal of Applied Polymer Science 63: 425-432.

Leopold, C. S. und Eikeler, D. (2000). Basic coating polymers for the colon-specific drug delivery in inflammatory bowel disease. Drug Development and Industrial Pharmacy 26: 1239-1246.

Leuner, C. und Dressman, J. (2000). Improving drug solubility for oral delivery using solid dispersions. European Journal of Pharmaceutics and Biopharmaceutics 50: 47-60.

Lindahl, A., Ungell, A.-L., Knutson, L. und Lennernäs, H. (1997). Characterization of fluids from the stomach and proximal jejunum in men and women. Pharmaceutical Research 14: 497-502.

Lipinski, C. A. (2000). Drug-like properties and the causes of poor solubility and poor permeability. Journal of Pharmacological and Toxicological Methods 44: 235-249.

Lipinski, C. A., Lombardo, F., Dominy, B. W. und Feeney, P. J. (1997). Experimental and computational approaches to estimate solubility and permeability in drug discovery and development settings. Advanced Drug Delivery Reviews 23: 3-25.

Lo, W. Y. und Law, S. L. (1996). Dissolution behavior of griseofulvin solid dispersions using polyethylene glycol, talc, and their combination as dispersion carriers. Drug Development and Industrial Pharmacy 22: 231-236.

Mahe, S., Huneau, J., Marteau, P., Thuillier, F. und Tome, D. (1992). Gastroileal nitrogen and electrolyte movements after bovine milk ingestion in humans. The American Journal of Clinical Nutrition 56: 410-416.

Malaterre, V., Ogorka, J., Loggia, N. und Gurny, R. (2009). Oral osmotically driven systems: 30 years of development and clinical use. European Journal of Pharmaceutics and Biopharmaceutics 73: 311-323.

Marsac, P., Shamblin, S. und Taylor, L. (2006). Theoretical and practical approaches for prediction of drug–polymer miscibility and solubility. Pharmaceutical Research 23: 2417-2426.

Marziano, I., Sharp, D. C. A., Dunn, P. J. und Hailey, P. A. (2000). On-line mid-IR spectroscopy as a real-time approach in monitoring hydrogenation reactions. Organic Process Research & Development 4: 357-361.

Matsuda, Y. und Tatsumi, E. (1990). Physicochemical characterization of furosemide modifications. International Journal of Pharmaceutics 60: 11-26.

McGinity, J. W., Repka, M. A., Koleng, J. J. und Zhang, F. (2006). Hot-Melt Extrusion Technology. Encyclopedia of Pharmaceutical Technology: Third Edition: 2004 - 2020.

Michaels, A. S. (1965). Polyelectrolyte complexes. Industrial & Engineering Chemistry 57: 32-40.

Morris, K. R., Fakes, M. G., Thakur, A. B., Newman, A. W., Singh, A. K., Venit, J. J., Spagnuolo, C. J. und Serajuddin, A. T. M. (1994). An integrated approach to the selection of optimal salt form for a new drug candidate. International Journal of Pharmaceutics 105: 209-217.

Mortimer, C. E. und Müller, U. (2003). Chemie, Thieme-Verlag, Stuttgart.

Moustafine, R. I., Margulis, E. B., Sibgatullina, L. F., Kemenova, V. A. und Mooter, G. V. d. (2008). Comparative evaluation of interpolyelectrolyte complexes of chitosan with Eudragit® L100 and Eudragit® L100-55 as potential carriers for oral controlled drug delivery. European Journal of Pharmaceutics and Biopharmaceutics 70: 215-225.

Moustafine, R. I., Salachova, A. R., Frolova, E. S., Kemenova, V. A. und Van den Mooter, G. (2009). Interpolyelectrolyte complexes of Eudragit® E PO with sodium alginate as potential carriers for colonic drug delivery: monitoring of structural transformation and composition changes during swellability and release evaluating. Drug Development and Industrial Pharmacy 35: 1439-1451.

Moustafine, R. I., Zaharov, I. M. und Kemenova, V. A. (2006). Physicochemical characterization and drug release properties of Eudragit® E PO/Eudragit® L 100-55 interpolyelectrolyte complexes. European Journal of Pharmaceutics and Biopharmaceutics 63: 26-36.

Müllertz, A., Ogbonna, A., Ren, S. und Rades, T. (2010). New perspectives on lipid and surfactant based drug delivery systems for oral delivery of poorly soluble drugs. Journal of Pharmacy and Pharmacology 62: 1622-1636.

Nair, R., Nyamweya, N., Gönen, S., Martlnez-Miranda, L. J. und Hoag, S. W. (2001). Influence of various drugs on the glass transition temperature of poly(vinylpyrrolidone): a thermodynamic and spectroscopic investigation. International Journal of Pharmaceutics 225: 83-96.

Park, M.-R., Chun, C., Cho, C.-S. und Song, S.-C. (2010). Enhancement of sustained and controlled protein release using polyelectrolyte complex-loaded injectable and thermosensitive hydrogel. European Journal of Pharmaceutics and Biopharmaceutics 76: 179-188.

Pearnchob, N., Friedl, T., Wagner, K. G. und Sommer, F. (2008). Controlled release system and method for manufacturing the same. US 2008/0069873.

Petereit, H.-U., Beckert, T. und Lynenskjold, E. (2000). Coated Medicament forms with controlled active substance release. WO/2000/019984.

Petereit, H.-U., Meier, C. und Gryczke, A. (2003). Melt extrusion consisting of salts of active ingredients. WO/2003/072083.

Petereit, H.-U., Meier, C. und Gryczke, A. (2004). Method for producing an immediately decomposing oral form of administration which releases active ingredients. WO/2004/066976.

Picker-Freyer, K. und Brink, D. (2006). Evaluation of powder and tableting properties of chitosan. AAPS PharmSciTech 7: E152-E161.

Pouton, C. W. und Porter, C. J. H. (2008). Formulation of lipid-based delivery systems for oral administration: Materials, methods and strategies. Advanced Drug Delivery Reviews 60: 625-637.

Prado, H. J., Matulewicz, M. C., Bonelli, P. und Cukierman, A. L. (2008). Basic butylated methacrylate copolymer/kappa-carrageenan interpolyelectrolyte complex: Preparation, characterization and drug release behaviour. European Journal of Pharmaceutics and Biopharmaceutics 70: 171-178.

Qi, S., Belton, P., Nollenberger, K., Clayden, N., Reading, M. und Craig, D. (2010). Characterisation and prediction of phase separation in hot-melt extruded solid dispersions: A thermal, microscopic and NMR relaxometry study. Pharmaceutical Research 27: 1869-1883.

Qi, S., Gryczke, A., Belton, P. und Craig, D. Q. M. (2008). Characterisation of solid dispersions of paracetamol and EUDRAGIT® E prepared by hot-melt extrusion using thermal, microthermal and spectroscopic analysis. International Journal of Pharmaceutics 354: 158-167.

Qian, F., Huang, J. und Hussain, M. A. (2010). Drug–polymer solubility and miscibility: Stability consideration and practical challenges in amorphous solid dispersion development. Journal of Pharmaceutical Sciences 99: 2941-2947.

Quinteros, D. A., Rigo, V. R., Kairuz, A. F. J., Olivera, M. E., Manzo, R. H. und Allemandi, D. A. (2008). Interaction between a cationic polymethacrylate (Eudragit E100) and anionic drugs. European Journal of Pharmaceutical Sciences 33: 72-79.

Ranade, V. (1990). Drug delivery systems: 3A. Role of polymers in drug delivery. The Journal of Clinical Pharmacology 30: 10-23.

Ravi Kumar, M. N. V. (2000). A review of chitin and chitosan applications. Reactive and Functional Polymers 46: 1-27.

Repka, M. A., Battu, S. K., Upadhye, S. B., Thumma, S., Crowley, M. M., Zhang, F., Martin, C. und McGinity, J. W. (2007). Pharmaceutical applications of hot-melt extrusion: Part II. Drug Development and Industrial Pharmacy 33: 1043-1057.

Repka, M. A., Gerding, T. G., Repka, S. L. und McGinity, J. W. (1999). Influence of plasticizers and drugs on the physical-mechanical properties of hydroxypropylcellulose films prepared by hot melt extrusion. Drug Development and Industrial Pharmacy 25: 625-633.

Repka, M. A., Majumdar, S., Battu, S. K., Srirangam, R. und Upadhye, S. B. (2008). Applications of hot-melt extrusion for drug delivery. Expert Opinion on Drug Delivery 5: 1357-1376.

Römpp Online (2011). Enzyklopädie, Thieme-Verlag, Stuttgart.

Saerens, L., Dierickx, L., Lenain, B., Vervaet, C., Remon, J. P. und Beer, T. D. (2011). Raman spectroscopy for the in-line polymer-drug quantification and solid state characterization during a pharmaceutical hot-melt extrusion process. European Journal of Pharmaceutics and Biopharmaceutics 77: 158-163.

Schulze, D. (2009). Pulver und Schüttgüter: Fließeigenschaften und Handhabung, Springer, Berlin.

Sekiguchi, K. und Obi, N. (1961). Studies on absorption of eutectic mixtures. I. A comparison of the behavior of eutectic mixtures of sulphathiazole in man. Chemical & Pharmaceutical Bulletin 9: 866-872.

Serajuddin, A. T. M. (1999). Solid dispersion of poorly water-soluble drugs: Early promises, subsequent problems, and recent breakthroughs. Journal of Pharmaceutical Sciences 88: 1058-1066.

Siepmann, J. und Göpferich, A. (2001). Mathematical modeling of bioerodible, polymeric drug delivery systems. Advanced Drug Delivery Reviews 48: 229-247.

Simha, R. und Boyer, R. F. (1962). On a general relation Involving the glass temperature and coefficients of expansion of polymers. The Journal of Chemical Physics 37: 1003-1007.

Sohi, H., Sultana, Y. und Khar, R. K. (2004). Taste masking technologies in oral pharmaceuticals: Recent developments and approaches. Drug Development and Industrial Pharmacy 30: 429-448.

Speiser, P. (1966). Galenische Aspekte der Arzneimittelwirkung. Pharmaceutica Acta Helvetiae 41: 321-342.

Steigbigel, R. T., Cooper, D. A., Kumar, P. N., Eron, J. E., Schechter, M., Markowitz, M., Loutfy, M. R., Lennox, J. L., Gatell, J. M., Rockstroh, J. K., Katlama, C., Yeni, P., Lazzarin, A., Clotet, B., Zhao, J., Chen, J., Ryan, D. M., Rhodes, R. R., Killar, J. A., Gilde, L. R., Strohmaier, K. M., Meibohm, A. R., Miller, M. D., Hazuda, D. J., Nessly, M. L., DiNubile, M. J., Isaacs, R. D., Nguyen, B.-Y. und Teppler, H. (2008). Raltegravir with optimized background therapy for resistant HIV-1 infection. New England Journal of Medicine 359: 339-354.

Szejtli, J. (1998). Introduction and general overview of cyclodextrin chemistry. Chemical Reviews 98: 1743-1754.

Tachibana, T. und Nakamura, A. (1965). A method for preparing an aqueous colloidal dispersion of organic materials by using water-soluble polymers: Dispersion of beta-carotene by polyvinylpyrrolidone. Kolloid-Zeitschrift und Zeitschrift für Polymere 203: 130-133.

Thommes, M., Ely, D. R., Carvajal, M. T. und Pinal, R. (2011). Improvement of the dissolution rate of poorly soluble drugs by solid crystal suspensions. Molecular Pharmaceutics 8: 727-735.

Tiwari, R., Tiwari, G., Srivastava, B. und Rai, A. K. (2009). Solid dispersions: An overview to modify bioavailability of poorly water soluble drugs. International Journal of PharmTech Research 1: 1338-1349.

Tumuluri, V. S., Kemper, M. S., Lewis, I. R., Prodduturi, S., Majumdar, S., Avery, B. A. und Repka, M. A. (2008). Off-line and on-line measurements of drug-loaded hot-melt extruded films using Raman spectroscopy. International Journal of Pharmaceutics 357: 77-84.

Uhrich, K. E., Cannizzaro, S. M., Langer, R. S. und Shakesheff, K. M. (1999). Polymeric systems for controlled drug release. Chemical Reviews 99: 3181-3198.

Van Krevelen, D. W. und Hoftyzer, P. J. (1976). Properties of polymers. Their estimation and correlation with chemical structures. Elsevier, Amsterdam.

Verreck, G., Decorte, A., Heymans, K., Adriaensen, J., Liu, D., Tomasko, D., Arien, A., Peeters, J., Van den Mooter, G. und Brewster, M. E. (2006). Hot stage extrusion of p-amino salicylic acid with EC using CO_2 as a temporary plasticizer. International Journal of Pharmaceutics 327: 45-50.

Vincze, A., Assmus, M., Lehmann, K. und Petereit, H.-U. (1992). Verfahren zur Herstellung eines komplexierten Arzneimittels, EP 0 417 588.

Voigt, R. (2010). Pharmazeutische Technologie: Für Studium und Beruf, Deutscher Apotheker Verlag, Stuttgart.

Walz, R. und Knauf, M. (2008). Requirements for and performance of stability tests with active pharmaceutical ingredients and finished drugs. Vorgaben und Durchführung von Stabilitätsprüfungen pharmazeutischer Wirkstoffe und Arzneimittel. Die pharmazeutische Industrie 70: 1135-1139.

Wintermantel, E. und Ha, S.-W. (2008). Kontrollierte therapeutische Systeme (Controlled drug delivery systems). Medizintechnik Life Science Engineering. Springer, Berlin.

Yamamura, S., Gotoh, H., Sakamoto, Y. und Momose, Y. (2000). Physicochemical properties of amorphous precipitates of cimetidine-indomethacin binary system. European Journal of Pharmaceutics and Biopharmaceutics 49: 259-265.

Zeitler, J. A., Taday, P. F., Newnham, D. A., Pepper, M., Gordon, K. C. und Rades, T. (2007). Terahertz pulsed spectroscopy and imaging in the pharmaceutical setting - a review. Journal of Pharmacy and Pharmacology 59: 209-223.

Zografi, G. (1988). States of water associated with solids. Drug Development and Industrial Pharmacy 14: 1905-1926.

8. Danksagung

Die vorliegende Arbeit entstand unter der Leitung von Herrn Prof. Dr. Jörg Breitkreutz im Rahmen meiner Tätigkeit als wissenschaftlicher Mitarbeiter am Institut für pharmazeutische Technologie und Biopharmazie in Zusammenarbeit mit Gen-Plus und Ratiopharm.

Bei meinem Doktorvater Herrn Prof. Dr. Jörg Breitkreutz möchte ich mich ganz herzlich für die Aufnahme in seinen Arbeitskreis während meiner Diplomzeit und der Promotionszeit bedanken. Ich danke ihm sehr für die Idee eines aktuellen und vielseitigen Themas, seine immerwährende Diskussionsbereitschaft und Unterstützung sowie die Möglichkeit der Weiterbildung auf (internationalen) Kongressen und Seminaren.

Ganz besonders möchte ich mich bei Herrn Prof. Dr. Peter Kleinebudde für seine Hilfsbereitschaft, ständige Diskussionsbereitschaft sowie für die Übernahme des Koreferats bedanken.

Ebenfalls danke ich meinen Betreuern bei Gen Plus bzw. Ratiopharm Dr. Julia Schulze-Nahrup, Jana Pätz und Frank Sievert. Jede der betreuenden Personen hat in gemeinsamen Gesprächen und Diskussionsrunden eigene Anregungen zum Gelingen dieser Arbeit beigetragen.

Ein ganz besonderer Dank gilt Frau Karin Matthée für die Durchführung von DSC-Messungen, Karl-Fischer-Titrationen und REM-Aufnahmen. Des Weiteren danke ich Frau Jutta Strohmeyer von Gen Plus für die Durchführung von FT-IR-Messungen zu Beginn meiner Promotion, die Einarbeitung in das Gerät während meiner eigenen Messungen und die Einlagerung eines Teils meiner Stabilitätsproben.

Ich danke Herrn Dr. Carsten Uerpmann (Kaiser Optical Systems) und Herrn Dr. Michael Kleimann (Mettler Toledo) für die Bereitstellung und Unterstützung bei der Anwendung der jeweiligen spektroskopischen Sensorsysteme zur Beobachtung einer Säure-Base-Reaktion in einem Schmelzprozess.

Herrn Stefan Stich und dem Team der Feinmechanik unter der Leitung von Herrn Gerd Büttgenbach danke ich für die schnelle Anfertigung und Reparatur diverser Testapparaturen.

Für ihre ständige Hilfs- und Diskussionsbereitschaft danke ich Herrn Dr. Klaus Knop und Herrn Dr. Markus Thommes.

Einen großen Anteil an dieser Arbeit haben auch meine aktuellen sowie ehemaligen Kollegen des Instituts. Frau Eva Hoffmann danke ich herzlich für die NIR-spektroskopischen Aufnahmen. Frau Barbara Hoffmann danke ich sehr für die Durchführung von Freisetzungsuntersuchungen und HPLC-Messungen im Rahmen ihrer Zeit als studentische Hilfskraft. Den Wahlpflichfachstudenten Frau Alexandra Kröger und Herrn Daniel Sieber danke ich für einen Teil der Heiztischmikroskopie-Messungen. Ein ganz besonderer Dank gilt weiterhin Frau Daniela Brock und Frau Susann Just für das Korrekturlesen der vorliegenden Arbeit.

Ich möchte mich bei allen Mitarbeitern am Institut für unsere gemeinsame Zeit bedanken, die mir viel bedeutet hat und die ich nie vergessen werde.

Mein ganz besonderer Dank gilt meinen Eltern und Corinna, die durch ihre immerwährende Unterstützung und ihr Vertrauen den Abschluss dieser Arbeit ermöglicht haben.